常见精神疾病临床路径丛书

总主编 张克让

双相情感障碍规范化诊疗及临床路径

主编 孙 宁 杨春霞

科学出版社

北 京

内 容 简 介

全书共 5 章,其中临床路径部分按照 WHO 国际诊断分类标准系统 ICD-10,制订了双相情感障碍分段临床路径,包括双相情感障碍轻躁狂发作临床路径、双相情感障碍抑郁发作临床路径、疑难危重双相情感障碍临床路径、伴躯体疾病双相情感障碍临床路径。此外还重点解释了双相情感障碍规范化诊疗过程中重要检查治疗的必要性。

本书全面介绍了双相情感障碍基础与临床研究的经验和成果,突出双相情感障碍的规范化诊疗与临床路径的实施,具有新颖性、实用性、可读性和条理性。本书可供精神科医生、护士、技术人员和管理者阅读使用。

图书在版编目(CIP)数据

双相情感障碍规范化诊疗及临床路径 / 孙宁,杨春霞主编. —北京:科学出版社,2017.6

(常见精神疾病临床路径丛书 / 张克让主编)

ISBN 978-7-03-053803-1

Ⅰ. ①双… Ⅱ. ①孙… ②杨… Ⅲ. ①情绪障碍–诊疗 Ⅳ. ①R749.4

中国版本图书馆 CIP 数据核字(2017)第 137792 号

责任编辑:董 林 康丽涛 / 责任校对:何艳萍
责任印制:赵 博 / 封面设计:吴朝洪

科 学 出 版 社 出版

北京东黄城根北街 16 号
邮政编码:100717
http://www.sciencep.com

北京市金木堂数码科技有限公司印刷
科学出版社发行 各地新华书店经销

*

2017 年 6 月第 一 版 开本:720×1000 1/16
2025 年 3 月第六次印刷 印张:10 3/4
字数:181 000
定价:45.00 元

(如有印装质量问题,我社负责调换)

《双相情感障碍规范化诊疗及临床路径》编委会

序

精神疾病属多因子复杂疾病，临床表现复杂多样，现有诊治主要依据临床症状。在缺乏精准指标的现状下，规范化诊治显得更为重要。临床路径是规范诊治的重要手段之一，也是医疗保险支付的基础与保障。

2009 年卫生部印发了《临床路径管理指导原则（试行）》，涵盖 112 个常见病种的临床路径，但并未涉及精神疾病临床路径。于是，我们团队成立了精神疾病临床路径编制小组，编制了《常见精神疾病临床路径（草案）》。后历经三年的临床应用和三次修订，形成了《常见精神疾病分段临床路径（内部试用版）》。2012 年卫生部印发了双相情感障碍等 5 个重性精神疾病临床路径，在此原则的指导下，编制小组对《常见精神疾病分段临床路径（内部试用版）》再次修订并在临床应用，最终于 2014 年编著出版了《常见精神疾病临床路径》一书。该书出版后得到了众多同行的关注，并提出了许多宝贵意见。

2016 年始，我们编制小组又在《常见精神疾病临床路径》的基础上，采纳了众多专家同行的意见和建议，纳入了国内外相关研究进展，结合医疗保险支付改革的现况进行了再次修订。修订后的临床路径由于内容较多，篇幅较大，为便于应用，将其分为《抑郁障碍规范化诊疗及临床路径》、《双相情感障碍规范化诊疗及临床路径》、《精神分裂症规范化诊疗及临床路径》、《焦虑障碍规范化诊疗及临床路径》及《常见精神疾病规范化护理及临床护理路径》共五个分册。

在《常见精神疾病临床路径丛书》付梓之际，感谢所有为本丛书做出贡献的专家学者。由于编者水平有限，书中难免存在不妥之处，恳请读者批评指正。

山西医科大学心理卫生研究所

山西医科大学第一医院精神卫生科

张克让

2017 年 6 月

前　言

　　双相情感障碍，一般是指临床上既有躁狂或轻躁狂发作，又有抑郁发作的一类心境障碍。最近一项纳入截至 2013 年 1 月发表的 15 项研究的荟萃分析表明，在初级保健机构患者中，以定式精神科访谈为调查工具的双相障碍患病率为 0.5%～4.3%，而以双相障碍筛查问卷为依据的患病率高达 7.6%～9.8%。双相情感障碍的发生及发展受生物、心理、社会因素共同的作用，并具有慢性化病程、易复发、社会功能受损明显等特点。但目前双相情感障碍存在诊断及治疗不足的问题，导致患者及其家庭、社会负担沉重，显著影响生活质量和社会功能。

　　近年来，规范化诊疗的理念与方法已经广泛应用于各类精神障碍的诊疗过程中。精神障碍的规范化诊疗是提高疾病诊断准确率、缩短临床治疗周期、提高临床痊愈率、减少复发、提高患者生活质量、恢复社会功能的重要保障。双相情感障碍的临床研究及规范化诊疗水平虽然逐年提高，但仍显不足，因此有必要不断总结双相情感障碍近年来的研究及诊疗进展，并在此基础上不断规范其诊断及治疗。双相情感障碍的治疗应贯彻全病程综合防治的原则，其规范化诊治主要包括规范化的临床评估、规范化的诊断、规范化的治疗等，对于住院患者而言临床路径是保障规范化诊疗的有效手段与措施。

　　因精神疾病的复杂性，从国家层面下发的精神疾病临床路径指导原则，落后于其他专业的临床路径。卫生部于 2012 年年底首次发布《卫生部办公厅关于印发双相情感障碍等 5 个重性精神病病种临床路径的通知》，其中包含双相情感障碍、精神分裂症、持久的妄想性障碍、分裂情感性障碍、抑郁症 5 个重性精神病病种的临床路径。我们结合目前国内外双相情感障碍各指南、循证医学证据等，已于 2010 年制订并正式实施双相情感障碍临床路径。在 5 年的临床实践中，不断总结经验，完善相关内容，按疾病特点细化并分段原有的临床路径。从实施临床路径以来，先后经过 5 版的修订，现对其不足之处进一步改进，编制了新一版双相情感障碍临床路径。本书延续了分段式临床路径组织架构，同时新增了重要节点的关卡模式，强化医院业务流程管理、规章制度建设，实现临床路径各环节闭环管理。

　　本书通过广泛查阅国内外有关双相情感障碍基础与临床研究的相关文献并参考近年来国内外双相情感障碍防治指南[包括《中国双相障碍防治指南》

（第 2 版）及加拿大心境和焦虑治疗指导组/国际双相障碍学会（CANMET/ISBD）、美国精神病学协会（APA）、英国国立卫生与临床优化研究所（NICE）、世界生物精神病学联合会（WFSBP）、英国精神药理协会（BAP）循证医学证据及临床实践等]，在 2014 出版的《常见精神疾病临床路径》双相情感障碍临床路径的基础上编写了此书。全书共 5 章，第四章临床路径部分按照 WHO 国际诊断分类标准系统 ICD-10，制订了双相情感障碍分段临床路径，包括双相情感障碍轻躁狂发作临床路径、双相情感障碍抑郁发作临床路径、疑难危重双相情感障碍临床路径、伴躯体疾病双相情感障碍临床路径。第五章重点解释了双相情感障碍规范化诊疗过程中重要检查治疗的必要性。本书全面介绍了双相情感障碍基础与临床研究的经验和成果，突出双相情感障碍的规范化诊疗与临床路径的实施，具有新颖性、实用性、可读性和条理性。由于时间及条件限制，有很多不足或错误之处，欢迎同行批评指正。

编 者

2017 年 3 月

目　录

第一章 概 述

第一节 双相情感障碍概念及流行病学

（一）双相情感障碍概述

双相障碍（bipolar disorder，BD）也称双相情感障碍，一般是指临床上既有躁狂或轻躁狂发作，又有抑郁发作的一类心境障碍。躁狂发作时，表现为情感高涨，兴趣与动力增加，言语行为增多；而抑郁发作时则出现情绪低落，兴趣减少，疲乏，思维行为迟滞等核心症状。双相障碍一般呈发作性病程，躁狂和抑郁常以反复循环、交替往复或不规则等多样形式出现，但也可以混合方式存在。躁狂发作持续1周以上，抑郁发作持续2周以上。病程多形演变，发作性、循环往复性、混合迁延性，并对患者的日常生活及社会功能等产生不良影响。多次发作之后会出现发作频率增加、病情越发复杂等现象。

随着双相谱系障碍（bipolar spectrum disorder）日益获得认可，除传统意义上双相障碍 I 型和 II 型外，"阈下双相障碍（subthreshold bipolar disorder）"、甚至情绪不稳或烦躁等亦被归入双相谱系障碍。阈下双相障碍包括三种情况：①既有反复阈下轻躁狂发作（hypomanic episode）史（符合 DSM-IV 轻躁狂发作的所有其他标准并且至少有2项B症状），又有抑郁发作（major depressive episode）史；②有反复轻躁狂发作史（2次或2次以上），但无抑郁症发作史，伴或不伴阈下抑郁发作；③有反复阈下轻躁狂发作史，但无抑郁症发作史，伴或不伴阈下抑郁发作。在最近由世界卫生组织协调的世界心理健康调查计划中，阈下双相障碍简单归纳为阈下轻躁狂发作，具体定义为复合性国际诊断访谈表（CIDI）筛查躁狂的问题中至少1项存在，但不符合轻躁狂诊断标准。

由于多数双相障碍患者以抑郁首发，从首发抑郁发作中尽早预测双相障碍也是有效避免误诊的重要手段。有学者对此提出"软双相（soft bipolarity）"概念。软双相是指目前为抑郁发作，且过去的确没有躁狂或轻躁狂发作，但具备某些人口社会学与临床特征，譬如女性、发病年龄比较早（一般在25岁以前），有精力旺盛气质、环性情感气质以及边缘性人格障碍，有双相障碍、自杀、边缘性人格障碍等家族史，病程发作较频繁，晨重夜轻等生物节律性更明显，抑郁发作表现混合性、非典型或激越性等，可以说是抑郁演变成双相障碍的过渡概念，亦被称为"假单相"。

（二）流行病学概况

1. 国外双相障碍患病情况　西方发达国家20世纪70～80年代的流行病学调查显示，双相障碍终生患病率为3.0%～3.4%，90年代则上升到5.5%～7.8%。美国（2007年）共病再调查数据显示双相障碍谱系终生患病率为4.4%，双相障碍Ⅰ型、双相障碍Ⅱ型和阈下双相障碍的终生患病率依次为1.0%、1.1%和2.4%，12个月患病率依次为0.6%、0.8%和1.4%。世界卫生组织协调的世界心理健康调查计划纳入美洲、欧洲和亚洲的11个国家（中国深圳市参加）（2011年），该计划报道双相障碍Ⅰ型、双相障碍Ⅱ型和阈下双相障碍的终生患病率依次为0.6%、0.4%和1.4%，12个月患病率依次为0.4%、0.3%和0.8%，其中美国最高（双相谱系障碍终生、12个月患病率分别为4.4%和2.8%），印度最低（双相谱系障碍终生和12个月患病率均为0.1%）。韩国采用心境障碍问卷作为评估工具对大学生进行流行病学调查，结果显示双相谱系障碍患病率高达18.6%（Bae et al，2013）。最近一项纳入截至2013年1月发表的15项研究的荟萃分析表明，在初级保健机构患者中，以定式精神科访谈为调查工具的双相障碍患病率为0.5%～4.3%，而以双相障碍筛查问卷为依据的患病率高达7.6%～9.8%（Cerimele et al，2014）。

2. 中国双相障碍患病情况　目前，我国对双相障碍的流行病学问题还缺乏系统的调查。从现有资料看来，我国不同地区双相障碍流行病学调查得到的患病率相差悬殊。如中国内地12个地区1982年协作调查发现，双相障碍患病率仅为0.042%（包括仅有躁狂发作者），而台湾省（1982～1987年）在0.7%～1.6%之间，香港特区（1993年）男性为1.5%、女性为1.6%。2009年香港特区双相谱系调查数据显示，躁狂发作、轻躁狂发作和"软"轻躁狂发作（症状仅持续1～3天）的终生患病率依次为2.2%、2.2%和10.7%，双相障碍Ⅰ型、Ⅱ型和"软"Ⅱ型12个月患病率依次为1.4%、0.5%和1.8%（Lee et al，2009）。同期，中国内地4省市流行病学调查荟萃结果显示双相障碍Ⅰ型、Ⅱ型的现患病率（月）仅为0.1%和0.03%（Phillips et al，2009）。在世界心理健康调查计划中深圳市双相障碍Ⅰ型、双相障碍Ⅱ型和阈下双相障碍的终生患病率依次为0.3%、0.2%和1.0%，12个月患病率依次为0.2%、0.2%和0.8%。

这种不同地区差别以及上述不同国家差别虽可能与经济和社会状况有关，但更主要的原因可能与诊断分类系统及流行病学调查方法学的不同有关。

3. 双相障碍发病危险因素

（1）年龄：双相障碍主要发病于成人早期。一般而言，双相障碍的发病年龄早于抑郁障碍。调查资料显示，双相障碍 I 型的平均发病年龄为 18 岁，而双相障碍 II 型稍晚，平均约为 22 岁。中国双相障碍患者诊断评估服务调查（DASP）中发病年龄为双相障碍 I 型 28 岁，双相障碍 II 型 29 岁。

（2）性别：双相障碍 I 型男女患病机会均等，性别比约为 1：1；而快速循环、双相障碍 II 型则以女性常见。男性患者多以躁狂发作的形式发病，而女性患者首次发作大多表现为抑郁发作，或者病程中更多出现抑郁发作和混合发作，女性更年期和产后发作多见，这种差异可能与包括内分泌系统功能紊乱等多种因素有关。

（3）地域、种族和文化：不同国家或地区、不同的种族与文化背景之间，双相障碍的发病率、患病率和表现形式等都非常相似。近年来，不同国家或地区公布的双相障碍流行病学数据差异原因在于调查方法、疾病定义和诊断工具等不同。

（4）季节：部分双相障碍患者的发作形式可具有季节性变化特征，即初冬（10～11 月）为抑郁发作，而夏季（5～7 月）出现躁狂发作。

（5）社会经济状况：双相障碍发病与社会经济状况缺乏明显的关系。但国外有少数调查结果发现，双相障碍较多发生在高社会阶层人群中。

（6）婚姻及家庭因素：与普通人群相比，双相障碍在离婚或独居者中更常见，双相障碍患者离婚率比普通人群高 3 倍以上。一般认为，良好的婚姻关系有可能推迟双相障碍的发生，减轻发作时的症状，减少疾病的复发。

（7）人格特征：具有环型人格、情感旺盛性人格特征者易患双相障碍。临床上，遇有这类人格特征的患者出现抑郁发作时，应警惕是否属于双相障碍，在使用抗抑郁剂治疗时应特别注意诱发躁狂发作的可能。

（8）代谢综合征：双相情感障碍患者的代谢综合征患病率是普通人群的 1.6～2.0 倍，流行病学调查提示代谢综合征增加疾病的严重程度和自杀风险。双相障碍患者发生代谢综合征的可能原因是不良的生活方式、药物引起体重增加以及共同的病理机制，后者包括遗传因素、胰岛素抵抗和异常激活的免疫炎症信号传导级联等。

（9）物质滥用：双相情感障碍与物质滥用障碍共病率约 42.3%，共病酒精使用障碍的双相障碍患者自杀企图风险明显增加（OR=2.25；95%CI：1.61～3.14），并且更可能共病尼古丁依赖和药物使用障碍。研究证实共病物质使用障碍的双相障碍患者更容易从抑郁发作转相至躁狂、轻躁狂或混合发作。共病物质使用障碍也会导致双相障碍患者的治疗结局产生不良影响，如治疗依从性差、发作和住院更频繁、低缓解率和生活质量下降等。

4. 疾病负担 目前，国际上推行以伤残调整生命年（disability adjusted life years，DALYs）的减少作为疾病负担的指标，包括生命年的减少及有能力的生命年的减少。2010 年，精神与物质使用障碍的疾病负担约 1.84 亿 DALYs，占全球疾病总负担 7.4%，较 1990 年增加 37.6%；其中，双相障碍位居第六（占 7.0%）。据世界卫生组织报道，1990 年我国神经精神疾病占疾病总负担的 14.2%，加上自杀/自伤则高达 19.3%，远高于全球平均水平；预计到 2020 年神经精神疾病占疾病总负担的比例将升至 15.5%，加上自杀/自伤将增加至 20.2%，其中双相障碍将由 1990 年第 13 位上升至第 11 位。

第二节 双相情感障碍诊疗现状及诊疗模式

1. 双相情感障碍诊断现状 双相障碍的诊断主要依据临床现象学辨析，患者要经过平均 8 年或更长时间才能得到确诊，而 1/3 以上患者在首次出现肯定的双相障碍临床症状后 1 年内寻求专业帮助；69%的双相障碍患者被误诊单相抑郁（最常见）、焦虑障碍、精神分裂症、人格障碍和精神活性物质滥用等疾病。

我国 2003 年在精神科专科医院及综合医院开展了旨在提高双相障碍诊断水平相关培训，并于 2006 年发布第一版《双相障碍防治指南》以推动规范化治疗，临床诊断和治疗水平有了一定的改善，但与国际水准和现实需要还有相当的距离。2010 年 9 月～2011 年 2 月中华医学会精神病学分会发起双相障碍诊断现状调查（DASP），在全国 13 家精神卫生机构（6 家综合医院精神科和 7 家精神专科医院）纳入 1487 例年龄 16～65 岁、符合 DSM-Ⅳ或 ICD-10 抑郁症诊断标准、并按照抑郁症治疗原则治疗的住院或门诊患者，采用简明国际神经精神访谈（mini-international neuropsychiatric interview，MINI）为诊断工具重新诊断，结果显示双相障碍及其亚型双相障碍 Ⅰ 型、Ⅱ 型被误诊为抑郁症的比例分别为 20.8%、7.9%和 12.8%。

2. 双相情感障碍治疗现状 双相障碍患者自杀率高，同时伴有高的躯体疾病患病率，例如缺血性心脏病、糖尿病、慢性阻塞性气管疾病、肺炎以及意外受伤。大约三分之二的双相障碍患者有共患病情况，如焦虑障碍、物质滥用或冲动控制障碍。与其他精神障碍相比，双相障碍一年内的复发率极其高（一年内复发率 50%，四年内复发率 70%），使得这一疾病的全程防治有重要意义。

NICE 指南强调尽早与双相障碍患者或其监护人商讨哪些信息是需要被共享

的，强调共享信息对减少风险的重要性，强调监护人需要理解患者自己的看法。治疗开始即以一种合作的方式对待患者及家属，给予双相障碍患者及监护人以疾病信息的支持，同时尊重他们个人的需求和相互支持的需求。使用任何一种精神药物时，在疾病发展不同阶段与患者及监护人共同制订治疗方案，适当地告知患者关于治疗目的和副作用，同时密切监测患者不良反应，关注其身体状况。

《中国双相障碍防治指南》（第 2 版）中指出双相情感障碍特殊类型治疗：①具有焦虑痛苦特征；②具有混合特征；③具有快速循环特征；④具有忧郁特征；⑤具有精神病性症状特征；⑥环性心境障碍，上述特殊类型在遵循总体治疗原则的基础上，具有不同特征双相障碍治疗各有差别。在 2015 年随着精准医学的进一步推进，双相情感障碍的个体治疗应遵循精准医学，寻找个体特征，制定规范的个体化治疗。

第三节　双相情感障碍临床路径应用概况

2012 年卫生部办公厅下发了关于印发双相情感障碍等 5 个重性精神病病种临床路径的通知，但由于精神疾病的特殊性及受医疗保险制度及相关的法律法规和政策的不完善性、我国现有的精神专科医院诊疗现况等的影响，将精神疾病纳入临床路径管理及具体实施在不同地区差异性较大。

山西医科大学第一医院在总结国内外临床路径规范的基础上，参考国内外最新研究进展及循证证据，选择多发病、常见病、诊断及合并症明确、治疗护理技术成熟、变异少的病种作为临床路径制订的原则，并结合精神疾病的特点，编写了《常见精神疾病临床路径》。其中双相情感障碍临床路径病种包括：双相情感障碍轻躁狂发作、双相情感障碍躁狂发作、双相情感障碍（轻）中度抑郁发作、双相情感障碍重度抑郁发作、双相情感障碍混合状态、未特定的双相情感障碍、疑难危重双相情感障碍、伴躯体疾病双相情感障碍。在具体实施中采取质量管理的 PDCA 循环原理，经过计划准备阶段、制定阶段、实施检查阶段、评价改进阶段把双相情感障碍临床路径最后归类为双相情感障碍轻躁狂发作、双相情感障碍抑郁发作、疑难危重双相情感障碍、伴躯体疾病双相情感障碍四个临床路径。

第二章　双相情感障碍研究进展

第一节　双相情感障碍病因学研究进展

双相情感障碍发病机制尚不十分清楚。目前倾向认为，遗传与环境因素在其发病过程中均有重要作用，而以遗传因素的影响更为突出。近年来神经生化、神经内分泌、神经免疫、神经可塑性、神经电生理、神经影像、遗传学等不同层面的大多数研究，均获得了一些初步成果，但是重复性差，可能与双相障碍为复杂多因子疾病有关。

（一）神经生化

1. 5-羟色胺和去甲肾上腺素　双相情感障碍不论是病因学研究还是治疗学研究在神经中枢，5-羟色胺（5-hydroxytryptamine，serotonin，5-HT）和去甲肾上腺素（norepinephrine，NE）能神经递质功能紊乱与双相障碍关系最为密切。研究发现，双相情感障碍患者无论抑郁发作还是躁狂发作，患者脑脊液中 5-HT 的代谢产物 5-羟吲哚乙酸（5-HIAA）浓度都是降低的，而 NE 代谢产物 3-甲氧基-4-羟基苯乙二醇（MHPG）在抑郁时降低，躁狂时增高。由此推测，5-HT 缺乏可能是双相情感障碍的神经生化基础，是易患双相障碍的素质标记；NE 异常可能是双相障碍的状态标记（state marker），NE 不足出现抑郁症状，亢进则出现躁狂症状。但也存在与上述矛盾的研究报道。

2. 多巴胺　双相障碍的发病可能与多巴胺（dopamine，DA）系统功能紊乱有关。DA 含量增加与躁狂症状有关，DA 能含量减少与抑郁症状有关，DA 激动剂可以导致躁狂发作。

3. 乙酰胆碱　正常情况下，乙酰胆碱（acetylcholine，Ach）能与去甲肾上腺素（NE）能神经元之间存在平衡。当脑内 Ach 能神经元过度活动、NE 能降低，可能导致抑郁；而 NE 能神经元过度活动、Ach 能降低，则可能导致躁狂。

4. 谷氨酸　中枢神经系统中谷氨酸（glutamate，Glu）作为主要的兴奋性氨基酸，研究发现儿童与青少年双相障碍未治疗患者的脑内谷氨酸盐水平明显低于已治疗患者和健康者，双相障碍患者谷氨酸受体 NMDA 受体功能下降。锂盐及丙戊酸都能促进脑内谷氨酸释放增加，兴奋 NMDA 受体，导致钙离子内流。也有研究发现双相障碍患者前额叶背外侧和扣带回的谷氨酸含量增高。

5. γ-氨基丁酸　γ-氨基丁酸（gamaaminobutyric acid，GABA）是中枢神经系统主要的抑制性神经递质，研究发现双相障碍患者血浆和脑脊液中 GABA 水平下降，在治疗后升高。抗抑郁药物及电抽搐治疗（ECT）也可以提高 GABA-β 受体数目。GABA 受体拮抗剂具有抗抑郁样特性，可能是由于 GABA 受体拮抗剂与GABA 能、5-羟色胺能与去甲肾上腺素能神经系统相互作用的结果。

6. 神经肽　神经肽 Y（neuropeptide Y，NPY）是一种含有 36 个氨基酸残基的多肽，广泛分布于哺乳动物中枢神经系统和胃肠道，除可收缩血管、升高血压、参与食欲调节外，还与应激反应有关。研究发现抑郁大鼠血浆和部分脑区神经肽Y 含量同步下降，抗抑郁药物治疗后神经肽 Y 含量显著升高。神经肽系统在情感性障碍的发病机制中并不是独立发挥作用，而是和 5-羟色胺系统、去甲肾上腺素系统以及多巴胺系统相互影响、相互依存，共同参与对情绪的调节，它们之间的具体作用机制目前仍然不清楚，尚需进一步的研究。

（二）神经内分泌

近年来，大量研究表明双相障碍的发生与神经内分泌功能障碍有着密切的关联，主要涉及下丘脑-垂体-肾上腺轴（HPA）、下丘脑-垂体-甲状腺轴（HPT）及下丘脑-垂体-生长素轴（HPGH）的改变。

1. 下丘脑-垂体-肾上腺轴　有研究显示双相障碍患者 HPA 轴功能亢进；促肾上腺皮质激素释放激素（CRH）系统活动亢进；糖皮质激素受体 mRNA 表达减少。抑郁发作患者 HPA 活动过度，具体表现在地塞米松抑制试验（dexamethasone suppression test，DST）中出现脱抑制和血浆基础皮质醇水平增高，但是在单相抑郁与双相抑郁患者之间的差异没有显著性，而且在其他精神障碍的病人中也有较高阳性率。

2. 下丘脑-垂体-甲状腺轴　双相障碍患者尤其是女性及难治性患者存在潜在的甲状腺功能低下，基础促甲状腺激素（TSH）升高，甲状腺素水平下降，研究显示甲状腺功能减退与临床上部分双相障碍患者抑郁和躁狂的快速转换有关。由于疾病长期反复发作可能导致神经内分泌调节功能改变，反过来又加重疾病本身，从而形成恶性循环。

3. 下丘脑-垂体-生长素轴　双相抑郁和精神病性抑郁患者中生长激素（growth hormone，GH）对地昔帕明（desipramine）的反应降低，躁狂发作患者存在 GABA 激动剂巴氯芬（baclofen）激发的 GH 明显分泌的情况。

（三）神经免疫

越来越多的证据表明，炎症和免疫调节异常在双相情感障碍中发挥重要作用，包括白细胞介素（IL）、肿瘤坏死因子（TNF）、干扰素（IFN）、生长因子（GF）等。双相躁狂相患者 TNF-α、IL-2、IL-4、可溶性肿瘤坏死因子受体 1 型（sTNFR 1）、可溶性白介素 2 受体（Sil2r）水平升高；双相抑郁相患者血清 IL-8、IL-6 水平升高。已有研究提示，免疫系统可能是双相情感障碍药物治疗的潜在靶点，如联合抗 TNF-α（英夫利昔单抗）可改善双相躁狂症状，联合 N-乙酰半胱氨酸（NCA）可改善双相抑郁症状。

（四）神经可塑性与神经营养

神经可塑性（neuro plasticity）是指中枢神经系统（CNS）在形态结构和功能活动上的可塑性，即在一定条件下 CNS 的结构和功能可以形成一些有别于正常模式或特殊性的能力。神经营养失衡假说与神经可塑性密切相关。神经营养因子家族包括神经生长因子（NGF）、脑源性神经营养因子（BDNF）、神经营养因子 3/4/5/6 等。严重的心境障碍与结构可塑性的改变有关，双相障碍患者血清 BDNF 含量低，而且躁狂的严重程度与 BDNF 含量呈负相关。研究发现抑郁组 BDNF 的 mRNA 及蛋白质均显著低于健康对照者，而且在为期 3 年的随访期内，发展为双相障碍患者的 BDNF mRNA 的水平显著低于抑郁者，可将 BDNF 的 mRNA 及蛋白质结合起来可能成为预测双相抑郁极性的生物学标记物。在治疗方面，研究发现双相障碍患者情感稳定剂和抗抑郁药物合并使用比单纯使用情感稳定剂时 BDNF 甲基化水平升高，BDNF 的变化可能是双相障碍抗抑郁治疗的重要观察指标。

（五）神经电生理

1. 脑电图　脑电图（EEG）来源于靠近记录电极处的大脑皮质活动，波形反映神经元、树突部分兴奋性突触后电位和抑制性突触后电位的交替运动。如果脑功能紊乱涉及或影响到脑皮质活动，就会在 EEG 中有相应反映，是衡量个体意识清醒程度的生物学指标。基本特征应用频率、波幅、位相和节律来描述。双相情感障碍患者 EEG 的异常率为 20%，以 β 波为主的 EEG 出现率高。

2. 事件相关电位　诱发电位是由一定的感觉刺激所诱发的脑电位活动。其中，在特定精神作业下诱发出的诱发电位被称为事件相关电位（ERPs），它与精神医学研究关系密切。

双相情感障碍患者 CNV 呈典型的圆顶状。抑郁相及部分躁狂相 CNV 波幅表现降低，有部分躁狂相显示高波幅 PINV 延迟；双相障碍患者躁狂状态 P300 潜伏期时长于对照组，缓解期短于对照组。

（六）神经影像

近年来，双相障碍的神经影像学的研究进展非常快，相关研究结果对探索双相障碍的发病机制提供了重要的生物学证据。双相障碍的神经影像学检查技术包括结构性影像学和功能性影像学技术，前者主要反映脑部结构的形态学改变，而后者还可以显示脑功能状态的变化，可以通过检测局部脑血流、脑葡萄糖代谢、受体的功能状态、脑组织耗氧情况、脑组织生化代谢和神经纤维传导等来反映大脑的精神活动。

1. 结构影像 双相障碍患者的大脑结构异常主要包括前额叶、边缘系统前部和中部脑区局部灰质的容积减少及白质结构变化，非特异性的脑室扩大，白质高信号增加等异常表现，发病年龄早的患者表现往往更为明显。双相情感障碍患者脑结构变化表现在皮质：大脑皮质灰质、白质体积减小，前额叶、前颞叶和脑岛皮质厚度减少，尤其是右侧前额叶腹外侧和眶额皮质灰质体积减小；表现在皮质下结构：杏仁核和海马的体积减小，纹状体体积异常；表现在白质束完整性：白质前部各向异性分数改变，径向扩散增加。

2. 功能影像 功能 MRI 研究发现双相情感障碍患者：①在情绪处理、情绪调节及反应抑制过程中前额叶腹外侧皮质活动降低；在正性情绪刺激时杏仁核、纹状体及前额叶内侧皮质活动增加，杏仁核和前额叶皮质功能连接下降；③在无情绪刺激和执行认知功能任务时杏仁核、眶额皮质、颞叶皮质活动增加；④在奖赏过程中左侧前额叶腹外侧皮质、眶额皮质和腹侧纹状体活动增加。

PET/SPECT 研究虽然结果各不一致，但是总体上显示双相障碍抑郁发作时大脑皮质代谢呈普遍降低，以额叶和前扣带回更为明显；躁狂发作大脑皮质代谢亢进。在受体水平，躁狂发作时 DA 功能增强。

3. 神经环路 有关双相情感障碍脑网络研究显示，在情绪处理和调整环路中杏仁核活动度异常增加，腹外侧前额叶皮质和眶额叶皮质活动度减弱，前额叶皮质和杏仁核的连接减弱。在神经奖赏环路中腹侧纹状体、腹外侧前额皮质、眶额叶皮质活动异常增加，没有发现以往报道的这些区域的连接的异常。

（七）遗传学

1. 家系、双生子及寄养子研究 双相障碍具有明显的家族聚集性，其遗传倾向较精神分裂症、抑郁障碍等更为突出，遗传度高达85%，但其遗传方式不符合常染色体显性遗传，属多基因遗传。家系研究发现若父母一方患有双相Ⅰ型障碍，子女则有25%的机会患心境障碍；若父母双方均患有双相Ⅰ型障碍，子女患心境障碍的机会增加到50%～75%；同卵双生子的发病一致率为40%；异卵双生子发病一致率较低为5.4%。群体遗传学研究表明，而双相障碍先证者亲属患病的概率高出一般人群10～30倍，并且血缘关系越近发病风险越高，以及有早发遗传现象（即发病年龄逐代提早、疾病严重性逐代增加）。

2. 分子遗传学研究

（1）遗传学水平：遗传学水平研究是指基于基因序列改变所致基因表达水平变化，如基因突变、基因杂合丢失等水平变化。包括连锁分析和关联研究。分子遗传学研究发现很多遗传标记与双相障碍关联，其中4p16、4q35、6q22、8q24、12q24、13q31-33、16p12、18p11-q12、18q22-23、21q22、22q11-13等染色体易感位点与双相障碍存在连锁关系。特异性候选基因研究提示生物胺相关基因可能与双相障碍的病理过程关联，可能与双相障碍有关的候选基因有：*5-HTT*、*BDNF*、*COMP*、*DISC1*、*DTNBPI*、*DAOA*、*NRG1*，但是重复性差，仍需深入探讨。全基因组扫描筛选候选基因，发现*ANK3*、*ODZ4*、*TRANK1*、*ADCY2*、*MIR2113*和*POU3F2*基因可能与双相障碍有关。

（2）表观遗传学水平：表观遗传学水平是指在DNA序列不发生改变的情况下，基因的表达水平及功能发生可遗传的改变。其特征为DNA不变、可遗传、可逆性。具体表现有DNA甲基化、组蛋白修饰、非编码RNA调控。有相关研究显示MIR137/MIR2682与双相障碍有关，危险等位基因减少相关蛋白的表达。

（八）环境因素

影响双相情感障碍的环境因素主要涉及负性生活事件（尤其是儿童期的不良经历和心理创伤）、社会支持、居住地等。家庭亲密度差、家庭关系疏离的家庭双相障碍发病风险增大；母亲情感温暖、理解对青少年心境影响最大；双相障碍病前多具有高的神经质人格和焦虑；不良应对方式增加双相障碍的发生危险；低社会支持可使双相障碍发病危险性增加；低社会经济地位可使双相障碍发病危险性增加；不同国家、地区文化、宗教信仰对双相障碍的发生有影响；负性生活事件与双相障碍的类型、复燃或复发有关。研究发现双相障碍环境影响因素主要表现：早产；出生季节；营养不充分；成年后的不良生活事件。

第二节　双相情感障碍评估研究进展

一、双相情感障碍评估内容

（一）安全风险评估

1. 自杀风险评估（自杀风险及危险因素评估）　与抑郁障碍患者相比，双相情感障碍患者临床表现更复杂，预后更差，自杀风险更大。目前尚无特异的指标预测双相障碍的自杀风险。但部分精神疾病自杀评估量表：自杀风险因素评估量表、Beck 自杀意念量表、自杀态度调查问卷、哥伦比亚-自杀严重程度评定量表用于双相情感障碍评估患者自杀风险，可起到临床预测作用。

2. 攻击风险评估（攻击风险及危险因素评估）　双相障碍患者存在持续的冲动控制和行为问题，当患者处于躁狂发作时，常常容易激惹、冲动，存在冒险行为，做事不顾后果；当患者处于抑郁发作时，有时也表现出焦虑、激越，并有可能出现冲动攻击行为。需要对患者攻击风险进行预先判断和评估。Barratt 冲动量表用于双相情感障碍评估患者攻击风险，并尽快采取有效的干预措施，防止病人出现自伤或伤人行为。

（二）躯体健康评估

双相障碍目前尚无特异的生物学指标，治疗前躯体健康评估包括病史资料、体格检查、实验室检查、电生理检查、超声等影像学检查，以排除躯体疾病或物质依赖所致的情绪症状。治疗开始后检测患者对药物治疗的反应，需进行体格检查监测、实验室检查监测、电生理监测、影像学监测，同时进行必要的血药浓度测定（如丙戊酸钠血药浓度，碳酸锂血药浓度等）。

实验室检查包括：血细胞分析、尿液检查、粪便常规、肝功能、肾功能、血脂、电解质、血糖、胰岛素释放、糖耐量试验、糖化血红蛋白、甲状腺功能系列、性激素系列、感染性疾病筛查（甲、乙、丙、戊肝，梅毒），人类免疫缺陷病毒（HIV）、凝血系列、心肌酶、肌钙蛋白、血氨等；电生理检查包括：心电图、脑电图/脑电地形图、诱发电位等；超声影像检查包括：腹部 B 超、胸部正位片、头颅 CT/MRI 等。

（三）心理测量评估

心理测量评估作为量化工具的应用是双相障碍评估中重要的治疗方案制定依

据。症状量表用于测量症状的严重程度，此外社会功能评估、药物副作用评估、社会心理因素、认知评估、自知力评估、人格测定等心理测评量表，作为诊断及治疗辅助工具。

1. 症状评估

（1）Young 躁狂评定量表（YMRS）

（2）Bech-Rafaelsen 躁狂量表（BRMS）

（3）躁狂或轻躁狂自评问卷/心境障碍问卷（MDQ）

（4）轻躁狂症状清单（HCL-32）

（5）双相谱系诊断量表（BSDS）

（6）阳性与阴性症状量表（PANSS）

（7）汉密尔顿抑郁量表（HAMD）

（8）蒙哥马利抑郁量表（MADRS）

（9）汉密尔顿焦虑量表（HAMA）

（10）Zung 抑郁自评量表（SDS）

（11）Zung 焦虑自评量表（SAS）

2. 社会功能评估

（1）功能大体评定量表（GAF）

（2）社会功能缺陷筛选量表（SDSS）

（3）日常生活能力量表（ADL）

3. 药物副作用评估

（1）治疗时出现的症状量表（TESS）

（2）UKU 副作用量表（UKU）

（3）亚利桑那性体验量表（ASEX）

4. 社会心理因素评估

（1）生活事件量表（LES）

（2）家庭环境量表（FES）

（3）社会支持评定量表（SSRS）

（4）防御方式问卷（DSQ）

5. 认知评估

（1）RBANS 测查表

（2）Stroop 测查表

（3）威斯康星卡片分类测验表 （WCST）

（4）韦氏成人智力量表（WAIS）

（5）韦氏记忆量表

6. 自知力评估

（1）自知力与治疗态度问卷（ITAQ）

（2）自知力评定量表（SAUND）

7. 人格评估

艾森克人格问卷（EPQ）

二、双相情感障碍相关评估工具

可分为他评和自评两类。症状量表可作为疾病的一般资料，评估有无靶症状及其程度，如定期随访评定可作病情变化的监测指标及反映疗效的指标。

（一）杨氏躁狂量表和倍克-拉范森躁狂量表

杨氏躁狂量表（Young mania rating scale，YMRS）和倍克-拉范森躁狂量表（Bech-Rafaelsen mania scale，BRMS）是用以评定躁狂症状严重程度的他评量表。量表分越高表示躁狂症状越严重。评定均采用会谈与观察相结合的方式，由经过量表训练的精神科医师进行临床精神检查，评定的时间范围一般规定为最近一周，一次评定约需 10～20 分钟左右。目前国际上的双相障碍研究及临床多采用 YMRS。

YMRS 共有 11 个条目，第 1～4、7、10 及 11 项条目是 0～4 分五级评分，第 5、6、8、9 条目是 0～8 分九级评分；严格按照评分标准和指导语进行；评分依靠现场交谈检查，同时参考知情人信息；可以评定极限分；症状判定根据患者的平时情况作为参考；两个评分之间难于确定时的原则，0～4 分的条目选高分，0～8 分的条目选中间分。YMRS 常以 20 分作为有无躁狂的分界值。

BRMS 有 11 个条目，分 0 分～4 分五级：0 无该项症状或与患者正常时的水平相仿，1 症状轻微，2 中度，3 较重，4 严重。每个条目都有工作用评分标准，结果主要看总分。BRMS 判断标准为 0～5 分无明显躁狂症状；6～10 分有肯定躁狂症状；22 分以上有严重躁狂症状。

（二）汉密尔顿抑郁量表

汉密尔顿抑郁量表（Hamilton depression rating scale，HDRS/HAMD）是目前

临床上应用最普遍的抑郁症状他评量表，具有较高的一致性，有明确的操作评定标准，简便易行。HDRS 有 17 项、21 项和 24 项 3 种版本，应用较广的是 17 项和 24 项版本。评定应由经过训练的专业人员进行，由评定员采用交谈与观察相结合的方式，按量表内容对患者进行检查后评分，做一次评定约需 15～20 分钟。评定的时间范围为 1 周内的情况。

评定结果分析①总分，一般的划分线为：HDRS17 项版本总分≥24 分，可能有严重抑郁；≥17 分，可能是轻或中度抑郁；≤7 分，没有抑郁症状；HDRS24 项版本总分≥35 分，可能有严重抑郁；≥20 分，可能是轻或中度抑郁；<8 分，没有抑郁症状；②7 个因子分：焦虑/躯体化、体重、认知障碍、日夜变化、迟滞、睡眠障碍和绝望感。

（三）蒙哥马利-艾森贝格抑郁量表

蒙哥马利-艾森伯格抑郁量表（Montgomery-Asberg depression rating scale，MADRS）由于包含躯体症状的条目比 HDRS 少，在反映抑郁症状的变化方面更敏感，国际上的双相障碍研究及临床治疗使用较多。

该量表共 10 项条目，采取 0～6 分的七级评分法。评分 0、2、4、6 分有具体的评分标准，介于 0 分与 2 分之间评 1 分，介于 2 分与 4 分之间评 3 分，介于 4 分与 6 分之间评 5 分。量表由有经验的，经过培训的专科工作者任评分员。除第一项为观察项目外，其余均根据被试的自我报告评定。检查方法为开放式，与一般临床会谈相似，一次评定约为 15 分钟。目前尚无公认的分界值和严重程度的划分标准。

（四）抑郁自评量表

抑郁自评量表（self-rating depression scale，SDS）是由 Zuang 于 1965 年编制，所以又称"庄氏抑郁自评量表"，是应用最广的抑郁症状自我测评工具之一，简便易用，主要用于抑郁症状的筛查。SDS 有 20 个条目，按症状出现的频度分为 1～4 分四级。为了防止主观偏向，其中一半条目设置为反向提问，评定时间范围为最近 1 周内。总分的阳性分界值为 41 分。临床上多以公式法计算抑郁严重程度指数：抑郁严重程度指数=各条目累积分/80（最高总分）。指数范围为 0.25～1.0，指数越高，抑郁程度越重。评分指数在 0.5 以下者无抑郁；0.50～0.59 为轻微或轻度抑郁；0.60～0.69 为中至较重抑郁；0.70 以上为重度抑郁。

（五）32 项轻躁狂症状清单

32 项轻躁狂症状清单（32-item hypomania checklist，HCL-32）有 32 项症状条目，由瑞士 Jules Angst 编制。国内 12 个中心的研究显示中文版 HCL-32 信效度较佳，对双相障碍与抑郁障碍区分的最佳划界分为 14 分，该划界分与欧洲多中心的精神科门诊研究结果一致。但上述国内研究在进行双相 II 型障碍与抑郁障碍分析时发现，二者最佳划界分为 12 分。考虑到使用 14 分为划界分会导致部分双相 II 障碍患者漏筛，因此推荐使用 12 分作为双相障碍与抑郁障碍的筛查划界分（对应敏感性及特异性分别为 0.86、0.69）。

（六）心境障碍问卷

心境障碍问卷（mood disorder questionnaire，MDQ）有 13 项症状条目，由美国 Robert M Hirschfeld 编制。国内 12 个中心的研究显示中文版 MDQ 信效度较佳，区分双相障碍与抑郁障碍的最佳划界分为 7 分，与美国精神科门诊患者的研究一致。但上述国内研究在进行双相 II 型障碍与抑郁障碍分析时发现，二者最佳划界分为 6 分。考虑到使用 6 分为划界分可能会导致部分双相 II 型障碍患者漏筛，因此推荐使用 6 分作为双相障碍与抑郁障碍的筛查最佳划界分。

（七）双相谱系诊断量表

双相谱系诊断量表（bipolar spectrum diagnostic scale，BSDS）由 S. Nassir Ghaemi 和 Ronald W. Pies 编制。BSDS 编制理念与 HCL-32、MDQ 略有不同。BSDS 包含 19 项双相障碍患者常有的特征的条目，另有一项是被试评估上述 19 项条目是否符合被试的实际情况以及符合的程度。BSDS 中的 19 项症状条目中除了轻躁狂症状之外，还有部分是反映双相抑郁的非典型特征条目（如食欲增加、睡眠增多等）、反映双相障碍病程中心境波动或转换特点的条目。国内研究显示中文版 BSDS 区分双相障碍与单相抑郁的最佳划界分 13 分（敏感性 0.74、特异性 0.54）。

第三节　双相情感障碍诊断研究进展

一、双相情感障碍早期识别

双相障碍的临床表现隐匿，常被误诊及漏诊。其中，以抑郁发作起病的双相障碍是其常见类型，约占双相障碍患者的半数以上。此类双相障碍常在抑郁发作后数年、甚至十余年才出现首次躁狂/轻躁狂发作,导致患者难以在发病早期确诊。有一项来自美国 McLean 医院的研究确定了若干因素,认为其或有助于预测单相抑郁向双相障碍的转变。该项研究共招募了 2146 名受试者,其初始临床表现均为重性抑郁,研究者对其进行了平均 13 年的观察。结果 642 人(29.9%)被诊断为双相障碍,其他 1504 人则被诊断为重性抑郁。通过使用多变量 logistic 模型及贝叶斯分析,共得到了 7 个因素。按重要性由高到低排序依次为:既往至少 4 次抑郁发作、自杀行为、环形气质、双相障碍家族史、物质滥用、抑郁早发(或发作年龄<25 岁)及男性。这些预测因素均与转相独立且显著相关。在这 7 个因素中,环形气质、双相障碍家族史、抑郁早发及男性这 4 个因素可在患者初次发作抑郁时即可获知,因而"对治疗及预后尤为重要"。进一步分析显示,存在两个危险因素时,敏感性为 70.8%,特异性为 62.2%;患者被正确诊断的可能性为 66.8%。

因此,双相障碍早期识别的关键是早期临床症状的识别,包括抑郁首发的"软双相"特征和阈下轻度躁狂症状。

1. 早期识别"软双相"特征 针对那些目前为抑郁发作,且过去的确没有躁狂或轻躁狂发作,但具备某些不典型特征(可以预测今后躁狂或轻躁狂发作)的抑郁障碍,学者们提出了"软双相"的概念,即:①早年发病:通常指 25 岁以前起病,双相障碍 Ⅰ 型的发病年龄为 18.2 岁,双相障碍 Ⅱ 型的发病年龄为 22.2 岁。②发作性心境不稳:心境不稳定是双相 Ⅱ 型障碍临床表现的核心症状。双相障碍患者更多表现为疾病的发作性并且发作频繁(1 年内抑郁发作超过 4 次)、高复发性(至少 4 次以上)。③抑郁发作伴不典型特征:如:反应性心境波动;显著的食欲亢进、体重增加、睡眠过多;灌铅样肢体麻痹;短暂欣快发作;伴精神病性特征;伴各类焦虑症状,如恐怖、强迫、惊恐发作等;伴经前期烦躁障碍、癔症样烦躁症;抑郁发作具有季节性等。④抗抑郁剂治疗转相:认为抗抑郁剂治疗转躁的诊断价值为 100%。⑤双相障碍家族史阳性:双相障碍患者一级亲属中双相障碍的患病率可达 4.9%,相对于一般人群的危险度为 14.2,提示阳性家族史是一个特异性因素。⑥病前情感气质:情感旺盛气质、心境恶劣气质、环形情感气质与易于激惹气质等 4 种情感气质与心境障碍关系最为密切。

2. 发现抑郁患者的阈下轻度躁狂症状 通过各类自我管理和医生管理评估量表,有助于提高对双相障碍诊断有提示作用的临床特征的早期发现,而此类患者因有抑郁发作史而可能被诊断为单相抑郁。目前用于临床常用筛查量表为双相抑郁指数量表(BDIS)、双极性指标(bipolarity specifier)、心境障碍问卷(the M00d Disorder Questionnaire,MDQ)和 32 项轻躁狂症状清单(the Hypomania

Checklist，HCL-32）。

二、双相情感障碍诊断标准

（一）双相情感障碍诊断的原则

双相障碍是一种长期、慢性的精神障碍，其症状及病程非常复杂。不同的患者病程表现不一，有的发作多，呈快速循环发作，甚至是超快速循环发作；而有的患者发作次数少，医生仅仅靠某一横断面的临床相很容易误诊或漏诊。所以，在诊断双相障碍方面，需要症状学诊断与病程诊断并重的原则。另外，共病现象是双相障碍的突出表现之一。双相障碍患者共病其他精神障碍非常常见，需要详细询问病史，根据诊断标准给出确切诊断。

（二）双相情感障碍诊断标准与诊断要点

《精神障碍诊断与统计手册》（第 5 版）（diagnostic and statistical manual of mental disorders，Fifthedition，DSM-5）于 2013 年 5 月出版，DSM-5 在保持了与《精神障碍诊断和统计手册第四版》（DSM-Ⅳ）连续性的基础上，以循证依据为指导和临床应用最优化的原则修正了 DSM-Ⅳ，体现在双相情感障碍主要涉及了四个方面：双相情感障碍的诊断目录、躁狂/轻躁狂发作的核心症状、轻躁狂发作的持续时间以及增加混合特征。

与 DSM-Ⅳ不同，DSM-5 将"心境障碍"拆分为"BD 与其他相关障碍"和"抑郁障碍"两个独立章节。DSM-5 的诊断标准 A 新增了一项核心症状"明显异常的活动和精力增加"，DSM-5 提高了"活动和精力增加"的重要性，躁狂发作要求"明显异常的心境高涨或易激惹"和"明显异常的活动和精力增加"两者同时存在。DSM-5 维持了 DSM-Ⅳ的"至少 4 天"标准。DSM-5 将轻躁狂发作的持续时间定在 2～3 天，且满足轻躁狂症状标准的患者归类到"其他特定的双相相关障碍"。DSM-5 取消"混合发作"，将具有亚临床躁狂的混合状态称为"具有混合发作的特征"，用以表示躁狂或轻躁狂发作时存在抑郁特征以及抑郁发作时存在躁狂或轻躁狂特征两种情况，体现"双相障碍谱系"的本质。

三、双相情感障碍鉴别诊断

双相情感障碍患者确定诊断前根据临床上主要病史、体格检查和实验室检查以及精神症状与躯体疾病的发生、发展和转归之间的关系进行鉴别。

（一）与器质性双相障碍鉴别

某些躯体疾病尤其是脑器质性疾病可出现抑郁、躁狂或轻躁狂发作，有研究发现右前额叶损伤容易出现躁狂症状，而左侧脑区损伤容易出现抑郁症状。这种由于躯体疾病所致的抑郁、躁狂或轻躁狂发作一般与原发疾病密切相关。详细的病史询问、体格检查、实验室检查、脑影像学检查有助于鉴别。临床上对首次躁狂或抑郁发作年龄较大（如大于50岁）的患者，应特别注意排除可能的躯体原因。

（二）与使用精神活性物质所致精神障碍鉴别

精神活性物质可以导致使用者出现类似抑郁、躁狂、轻躁狂或混合发作的精神异常表现，也可诱发双相情感障碍患者出现情感发作。主要依据病史资料和精神活性物质定性检测进行鉴别。

（三）与精神分裂症鉴别

双相情感障碍患者在躁狂发作期，尤其是伴精神病性症状的躁狂发作的患者，需要与精神分裂症鉴别，详细的病史询问，判断患者的情绪反应与周围环境是否具有一定的联系，是否与内心体验相一致；思维内容是否荒谬、具有一定的现实性和可理解性等有助鉴别。

木僵状态常出现在严重抑郁发作阶段，需与精神分裂症紧张型鉴别，但抑郁性木僵往往是逐渐发生的，之前常有抑郁情绪，木僵往往是不完全的，也不伴有精神紧张性兴奋。

（四）与分裂情感性障碍鉴别

双相情感障碍，尤其是伴有精神病性症状的双相障碍与分裂情感性精神障碍非常难区别。有学者认为分裂情感性精神障碍只是分裂症到情感障碍连续谱的中间部分，而伴精神病性症状的心境障碍的位置与其相邻。分裂情感性障碍为一种发作性障碍，在同一次发作中，明显而确实的情感性症状与精神病性症状同时出现或相差几天，因而发作既不符合精神分裂症亦不符合抑郁或躁狂发作诊断，此时方可做出分裂情感性障碍的诊断。

（五）与注意缺陷与多动障碍鉴别

青少年期双相情感障碍躁狂发作应与注意缺陷与多动障碍相鉴别，因为两者都有活动过多、行为冲动等表现。疾病出现的年龄及详细的病史询问有助鉴别。注意缺陷与多动障碍多在 7 岁之前发病，而双相情感障碍在 7 岁之后。双相情感障碍更多出现：心境高涨、夸大、思维奔逸、睡眠需要减少、性欲亢进。相反，易激惹、活动过多、言语加速、注意力不集中是二者之间非特异的症状。另外，青少年双相障碍患者与注意缺陷与多动障碍共病率较高，临床上应特别注意。

第四节　双相情感障碍治疗进展

一、双相情感障碍的治疗概述

双相情感障碍治疗强调全病程管理的理念；参照国内外最新治疗指南建议；关注双相障碍抑郁发作的早期识别；重视双相障碍的复杂性与共病处理；强调非典型抗精神病药物的一线治疗地位；重视个体化治疗原则。

参照国内外双相情感障碍防治指南，包括：美国精神病学协会 APA（2002）；国际双相情感障碍联盟 ISBD（2009）；世界生物精神病学学会联合会 WFSBP（2012）；加拿大心境和焦虑治疗指导组/国际双相障碍学会 CANMAT 指南（2013）；英国国家卫生与临床优化研究所 NICE（2014）；中国双相障碍防治指南（第 2 版）（2015）。

遵循个体化的原则，根据患者目前临床症状的发作特征、病程特征、神经心理学特征、患者起病形式、目前用药情况（品种、疗效、不良反应等）、家族史、人格特征、年龄、躯体状况、患者的耐受性及经济承受能力以及生物学指标（包括影像指标和基因指标），结合情感稳定剂、抗精神病药物的受体药理学、药代动力学和药效学特征及药物的安全性、耐受性、经济性和简易性制定物治疗方案。

二、双相情感障碍个体化治疗依据

（一）基于临床精神病理学特征的个体化治疗（核心症状、伴随症状、躯体化症状、睡眠问题等药物选择）

1. 特殊类型特征

（1）具有兴奋、激惹、攻击或精神病性症状特征：改良电抽搐治疗（MECT）；可选非典型抗精神病药物、氯丙嗪、氟哌啶醇和心境稳定剂联合治疗；同时加用苯二氮䓬类药物。

对于具有精神病性症状的双相障碍：躁狂发作时，在心境稳定剂基础上，临时选择联用非典型性抗精神病药物是较好的选择，如联用利培酮、奥氮平、喹硫平、齐拉西酮和阿立哌唑；典型性抗精神病药物也可以作为早期阶段短期联用心境稳定剂的选择之一，但是由于其影响认知功能和容易诱发抑郁，不适合长期使用。对于具有精神病性症状的抑郁发作，可以考虑喹硫平联合治疗的方案。

（2）具有明显自杀症状特征：MECT，可首选联合使用锂盐。

（3）具有快速循环特征：治疗的关键在于阻断循环发作。

丙戊酸盐在开放性研究中显示有效，可作为首选心境稳定剂长期治疗。研究显示奥氮平治疗后效果优于安慰剂，但是需要注意其对血糖、血脂、体重等代谢方面的影响；喹硫平治疗能同时改善患者的抑郁和焦虑，但是其体位性低血压、过度镇静、体重增加等不良反应也需引起注意。另外，甲状腺功能减退是快速循环的危险因素之一，使用甲状腺素对于快速循环的患者可能有效。患者疗效不佳时也可考虑应用 MECT 治疗改善病情。

（4）具有混合特征：首选丙戊酸盐、奥氮平。锂盐或者丙戊酸盐合并奥氮平对混合躁狂的治疗效果明显优于单用锂盐或丙戊酸盐的治疗效果。普遍认为，具有混合特征的双相障碍疗效不如单纯的抑郁或躁狂发作，常常需要联合用药，可以采用奥氮平联合丙戊酸钠的治疗方案。患者疗效不佳时也可考虑应用 MECT 治疗改善病情。

（5）具有焦虑特征：丙戊酸钠、喹硫平、奥氮平、奥氟合剂，氟西汀与锂盐合用，可与劳拉西泮短期合用。双盲对照研究显示氟西汀与锂盐合用或拉莫三嗪与锂盐合用有效，且前者的疗效更佳。需要注意的是，拉莫三嗪需滴定缓慢，减少过敏反应。心理治疗可以用于治疗伴有焦虑症状的双相障碍的非急性发作。

（6）具有环性心境障碍特征

在选择治疗方案前，应充分评估患者的精神和躯体情况，根据治疗目标，选择心理治疗和药物治疗。

心理治疗可以改善环性心境障碍的症状。可以帮助患者了解环性心境障碍的内涵及应对措施。

药物治疗可以控制环性心境障碍的症状，防止轻度躁狂和抑郁的发作。指南推荐环性心境障碍的药物有心境稳定剂和非经典抗精神病药。常用的心境稳定剂有锂盐（碳酸锂）、丙戊酸盐或双丙戊酸盐和拉莫三嗪等。常用的非典型抗精神病药物有奥氮平、喹硫平和氨磺必利等。小剂量喹硫平（25mg～75mg/日）可以显著而持续的改善环性心境障碍，而且可以单独用于环形心境障碍的维持治疗。

对于长期处于抑郁心境的环性心境障碍患者可选择转躁危险性小的抗抑郁

剂，如安非他酮、SSRI 类药物或植物药进行治疗。但是同样不推荐单独使用抗抑郁剂，需要联合心境稳定剂或非经典抗精神病药。

（7）具有以抑郁症状为主特征：短期合并使用抗抑郁药物。抗抑郁推荐药物的使用原则须联合使用心境稳定剂（首选心境稳定剂为喹硫平，奥氮平，锂盐，拉莫三嗪），避免单独使用抗抑郁剂；停用抗抑郁剂后易复发的双相抑郁患者，可使用最低有效剂量维持治疗；一旦出现轻躁狂或躁狂症状，立刻停用抗抑郁剂。

2. 特殊人群

（1）过敏体质：用于过敏体质患者的药物，尤其拉莫三嗪，一定详细询问患者过敏史及其既往史，如果没有特殊记录，所用药物起始剂量为成年人剂量的1/3～1/2，缓慢增加药物剂量，密切观察患者不良反应。

（2）老年：对疑似老年期双相障碍躁狂发作患者需进行神经影像学检查以排除器质性疾病。这些药物包括心境稳定剂和非典型抗精神病药物两大类，在心境稳定剂中包括锂盐、丙戊酸盐和拉莫三嗪，在非典型抗精神病药物中包括奥氮平、利培酮、喹硫平、阿立哌唑。尽可能选择半衰期较短的药物，避免使用长效制剂。精神药物宜从较低剂量开始，治疗量一般为成年人剂量的 1/3～1/2；对于 80 岁以上者，剂量宜更小；如有肝肾功能减退，则精神药物的剂量还要降低。一天的药量最好分次给予，一般不要一次服用。允许时应当定期测血药浓度。注意药物相互作用。

（3）儿童：用于儿童双相情感障碍躁狂发作药物包括心境稳定剂和非典型抗精神病药物两大类，在心境稳定剂中包括拉莫三嗪、丙戊酸盐，在非典型抗精神病药物中包括喹硫平、奥氮平、齐拉西酮、利培酮、阿立哌唑。在上述药物中，仅阿立哌唑获得了美国和欧盟的适应证。当作为维持期治疗时，无论是单药治疗还是辅助治疗，都需要使用与急性期相同的剂量。如有条件，应做血药浓度监测，确定最佳剂量和用药时期。以家庭为导向的认知行为治疗（CBT）、辩证行为疗法（DBT）及人际社会节奏治疗（IPSRT）有希望成为治疗儿童及青少年双相障碍的有效手段。

（4）孕期及哺乳期妇女：治疗双相障碍的药物有较高的出生缺陷，处于生育期的妇女在服药期间应该采取有效的避孕措施。在前三个月的妊娠期间使用锂盐、丙戊酸盐或卡马西平有较高出生缺陷。高效价的抗精神病药物由于其较少的抗胆碱作用、抗组织胺作用、低血压作用，在妊娠期使用相对安全。没有证据说明氟哌啶醇、奋乃静、三氟拉嗪的致畸作用。但在出生前使用，新生儿可能会出现较短时间的锥体外系反应。为避免此效应，不推荐使用长效抗精神病药物药。对于新一代的抗精神病药物，如利培酮、奥氮平、氯氮平、喹硫平、齐拉西酮等，致畸作用与对新生儿的影响所知甚少。苯二氮䓬类药物的致畸风险也不甚清楚，荟萃分析显示，在随访研究中没有发现胎儿畸形与使用苯二氮䓬类药物有关，但病例对照研究发现苯二氮䓬类药物有致畸风险。此外研究发现，MECT致畸的风险小于药物。

所有的药物都能不同程度通过乳汁分泌。这些药物在乳汁中存在，服药后哺乳可能会影响婴儿的中枢神经系统功能。

（二）基于疾病阶段特征的个体化治疗

1. 疾病早期　患者疾病早期主要是让患者理解自己目前所处的状态，区分疾病与正常状态，在此状态大多患者症状不典型或是存在轻度的临床症状，因此此阶段主要治疗措施为心理治疗、心理教育，可针对患者临床症状给予药物治疗。

2. 疾病后期　患者经过急性期的治疗，患者临床症状逐渐恢复，在此期的治疗主要是要让患者回归社会、恢复社会功能，因此此阶段的治疗主要是认知和功能的恢复治疗，提供社会工作。

（三）基于生物内表型特征的个体化治疗

生物内表型目前仍处于研究阶段，研究比较多是影像和基因方面。

1. 影像研究发现　边缘系统活动增强患者可使用抗抑郁药、深部脑刺激治疗；边缘系统活动减弱：早期可合并甲状腺激素，但是此研究受条件限制目前并不确定；脑白质高信号：锂盐为主治疗；灰质体积减小：锂盐为主治疗。

2. 基因研究发现　*XBP1*、*rs2269577* 携带 G 等位基因：丙戊酸盐情感稳定剂为主治疗；*BDNF*、*rs6265* 携带 A 等位基因：锂盐为主治疗；*5-HTTPLR* 携带 L 等位基因：可联合 SSRI 药物；*HTR*、*rs6295*，CC 基因型：可联合氟西汀治疗。

（四）基于共病的治疗方案

1. 共病人格或发育障碍　首选认知行为治疗或者人际关系治疗（IPT），药物可选择丙戊酸盐、卡马西平、奥氮平。

2. 共病物质滥用　首选认知行为治疗、动机增强治疗，合并酒滥用可用药物丙戊酸盐、锂盐、托吡酯；其他物质滥用可选用药物卡马西平、锂盐、非典型抗精神病药物、加巴喷丁。

3. 共病惊恐障碍　首选丙戊酸盐、加巴喷丁，也可选卡马西平、锂盐。

4. 共病强迫症　首选非典型抗精神病药物，也可选用丙戊酸盐、锂盐、拉莫三嗪、加巴喷丁。

5. 共病注意缺陷/多动障碍　心境稳定剂（丙戊酸盐、锂盐）基础上合并安非他酮、哌醋甲酯。

6. 共病代谢综合征　可选用托吡酯。也可选用部分非典型抗精神病药（如阿立哌唑及齐拉西酮），心境稳定剂拉莫三嗪和卡马西平。一般认为对代谢影响的非典型抗精神病药物顺序为氯氮平＞奥氮平＞利培酮＞喹硫平＞阿立哌唑＞齐拉西酮。

三、双相情感障碍的治疗技术

（一）药物治疗

药物治疗包括情感稳定剂、抗精神病药物、改善脑功能药物及其他辅助药物等几个方面。

1. 情感稳定剂、抗精神病药物选择

（1）急性躁狂发作药物选择

1）A 级推荐药物

单用：锂盐、丙戊酸盐、奥氮平、利培酮、喹硫平、阿立哌唑、齐拉西酮、阿塞那平、帕利哌酮、氟哌啶醇、氯丙嗪、氯氮平。

合用：（在锂盐/丙戊酸盐基础上）：奥氮平、利培酮、喹硫平、阿立哌唑、阿塞那平、苯二氮䓬类；或锂盐+丙戊酸盐。

2）B 级推荐药物

单用：卡马西平。

合用：锂盐+卡马西平；或上述基础上加用苯二氮䓬类。

（2）急性抑郁发作药物选择

1）A 级推荐药物

单用：喹硫平（双相Ⅱ型），奥氮平。

合用：锂盐+拉莫三嗪。

2）B 级推荐药物

单用：锂盐，拉莫三嗪，丙戊酸盐。

合用：奥氮平+氟西汀，锂盐+丙戊酸盐，锂盐/丙戊酸盐+喹硫平，锂盐/丙戊酸盐+安非他酮。

2. 改善脑功能药物的选择

（1）使用原则：根据患者认知功能损害、体征、实验室及影像学检查结果等选择相应的改善脑功能药物治疗；可根据患者配合情况选择静脉滴注或口服治疗。

（2）常用药物：改善脑循环为主的药物；保护、营养及修复脑神经药物；改善自主神经功能、免疫调节药物。

3. 增效剂 难治性双相障碍患者，特别是难治性双相快速循环发作患者，可考虑增效剂：钙通道拮抗剂（如维拉帕米）、甲状腺素、5-HT$_{1A}$受体拮抗剂（如丁螺环酮）等与心境稳定剂联用。

（1）钙通道拮抗剂：一项随机双盲试验显示，维拉帕米单药治疗并没有抗躁狂作用，而与锂盐联合可改善最初锂盐治疗无效的双相躁狂症状。有综述总结尼莫地平用于快速循环障碍治疗的有关研究后提出钙通道拮抗剂可以作为其他心境稳定剂的增效剂。

（2）甲状腺素：多中心、随机双盲研究显示左旋甲状腺素联合心境稳定剂和（或）抗抑郁剂在双相Ⅰ型和Ⅱ型抑郁治疗中的疗效和安全性均有优势，且左旋甲状腺素的增效作用存在性别差异，女性患者使用较男性会有更好改善。

（3）5-HT$_{1A}$受体拮抗剂：已有研究发现5-HT$_{1A}$受体拮抗剂如丁螺环酮和吲哚洛尔可以增强SSRIs的抗抑郁作用。另有随机双盲研究证实，帕罗西汀合并吲哚洛尔7.5mg/d治疗双相抑郁能够促使更多患者症状获得持续缓解。

4. 其他辅助药物

（1）伴易激惹症状、睡眠问题的患者，可加用苯二氮䓬类或其他镇静催眠药物（此类药物应在患者睡眠和焦虑等症状缓解后逐渐停用）；

（2）中药：根据患者伴发症状可酌情配合使用镇静安神等中药；

（3）其他药物：伴有肝损伤患者可合并使用保肝药物治疗等。

（二）物理治疗

1. 改良电抽搐治疗（MECT）

（1）疗效：电抽搐治疗（ECT）是一种治疗急性躁狂发作非常有效的手段。有资料显示，ECT可使80%以上的急性躁狂发作患者症状显著改善。目前国内许多精神科临床机构开展了改良电抽搐治疗（MECT）代替既往副作用较大的ECT。MECT过程中，给患者使用肌松剂、短效麻醉药，患者不良反应、不舒适感均较小,也容易被患者、家属及医生所接受。早期的回顾性和前瞻性研究均证实了 ECT 治疗双相障碍躁狂发作的有效性和安全性,并认为患者基线抑郁症状、躁狂严重程度与疗效应答有关。ECT 治疗的双相抑郁患者有效率 69.6%、痊愈率 26.1%,混合发作患者有效率 66%、痊愈率 30%。在治疗期间服用抗癫痫药物者需要更大的刺激强度。MECT 作为快速循环型的维持治疗时,随访 2 年,58%无复发,42%的患者 1 年发作 1 次,安全性好。

儿童及青少年双相障碍研究认为,ECT 治疗有效率为 65%,ECT 具有良好的疗效和可接受性,无认知功能损害,对学习和社会功能无影响。

老年患者常同时合并内科疾病,有效的精神科治疗能显著改善内科疾病转归并减少死亡率。对老年患者做 MECT 前,更应权衡利弊,完善各项详细检查,正确识别相关内科疾病,评估治疗所产生的总体风险,拟出相应防范措施。

此外,APA 提出 MECT 可作为妊娠期间双相障碍的主要治疗措施,这是妊娠前 3 个月及产后处理这些疾病高效低风险的治疗办法。Bulbul 等人认为双相障碍患者孕期 ECT 治疗安全有效,有效率 91.66%。但有回顾研究分析显示妊娠期 MECT 胎儿死亡率 7.1%,子宫挛缩、胎儿心率减慢、早产等发生率 29%。因此妊娠期 MECT 治疗需权衡利弊,并应做盆腔详细检查,行子宫产力测定、体外胎儿心电监护,与产科医师共同制订治疗方案。

(2)适应证:双相障碍的严重抑郁;难治性双相情感障碍;无法阻断的快速循环发作;拒食、木僵;严重自伤或自杀危险;极度兴奋躁动、药物治疗无效或不能耐受的患者;躯体疾病不能接受药物治疗者。

2. 重复经颅磁刺激治疗　有关有重复经颅磁刺激治疗(rTMS)研究主要是针对双相抑郁发作的治疗。Dell'Osso 的小样本开放研究认为低频率、右背外侧额前皮质重复经颅磁刺激治疗难治性双相抑郁安全、有效。也有研究显示低频率、右背外侧额前皮质重复经颅磁刺激联合心境稳定剂对混合发作的抑郁症状和躁狂症状均有效。小样本研究显示发现 rTMS 急性干预期获得痊愈的双相抑郁患者在 1 年内仍维持较好的治疗效果,部分研究认为 rTMS 作为双相障碍的维持治疗具有比较理想的疗效。

但是上述有关 rTMS 治疗双相障碍大多是 rTMS 联合抗抑郁剂治疗难治性双相障碍抑郁发作的个案报告或小样本开放性研究,故目前关于 rTMS 治疗双相抑郁的研究大多作为药物的辅助治疗,rTMS 单一治疗双相抑郁的疗效还缺乏数据支持。

（三）心理治疗

心理治疗的作用：①提高对药物治疗的依从性；②改变对应激的应对方式；③预防复发；④提高社会功能和生活质量。

综合相关研究结果，社会心理因素对双相情感障碍的影响主要有以下几方面：①高情感表达家庭中患者的复发率增高；②有负性生活事件经历的患者其恢复期延长；③有不良社会适应方式及遭受环境应激的患者发生严重情感症状或情感障碍的危险性增加；④生活缺乏规律的患者在面对负性生活事件或难以有效应对时病情容易发作。研究表明，躁狂发作在药物治疗的基础上辅助心理治疗优于单一药物治疗效果，对抑郁发作的治疗和预防效果优于躁狂发作。采用支持性心理治疗、认知行为治疗、人际关系治疗和短程精神分析治疗可提高患者的社会适应能力，使患者学会面对现实，改变人格结构，能应付现实中的各种问题。采用个别治疗、夫妻治疗、家庭治疗和小组治疗等治疗形式可提高服药的依从性，提高自知力的恢复，减慢抑郁-躁狂间的转化，使病情稳定，减少复发，降低再住院率，促进社会功能的恢复。

适用于双相情感障碍患者有以下心理治疗方法及其主要作用：

（1）心理教育：①提高药物依从性；②了解复发的危险因素；③识别复发的预兆征象；④应对应激性生活事件；⑤保护性因素。

（2）家庭焦点治疗（FFT）：①家庭心理教育——这个阶段包括回顾有关疾病、症状、危险因素、保护因素、病因、药物及心理治疗、自身管理的教育材料；②沟通技能训练——帮助患者或家人学习有效的沟通技能来处理家庭问题；③问题解决技能训练——这是家庭焦点治疗的最后阶段，包括训练患者与家人学会识别、明确和解决有关双相情感障碍的家庭特殊问题。

（3）认知行为治疗（CBT）：①有关疾病本身的知识、治疗选择、与疾病相关的常见问题；②监测疾病每次发作、严重程度、躁狂和抑郁症状的具体发生形式，即病情记录日志非常重要，因为必要时可根据病情演变规律来预先改变患者的行为方式（如白天过度睡眠、赌博等）来预防复发；③提高药物依从性的策略；④解释如何使用非药物手段，特别是CBT的技能，来应对与躁狂和抑郁症状相关的认知、情感、行为问题。

（4）人际和社会节律治疗（IPSRT）：①对丧失或失落（loss）的悲伤（包括为自己患病、不再健康而表现的悲伤）；②人际关系矛盾；③角色转变；④人际交往技能缺陷。如果患者能够学会解决或有效应对这些问题，则可以达到预防其再次出现和导致情感症状的复发。

四、双相情感障碍的复发预防

双相障碍是一种病因未明的慢性、复发性、进展性精神疾病，部分患者可以发展为精神残疾，需要实施三级预防。1964 年 Caplan 首先提出精神障碍的三级预防模式，以后各国对于精神障碍的预防主要都从这三个层次展开。2013 年 5 月 1 日我国开始实施的《中华人民共和国精神卫生法》即体现了精神障碍的三级预防模式。其中"心理健康促进和精神障碍预防"为一级预防，有关病因的预防、防止疾病的发生；"精神障碍的诊断和治疗"是二级预防，有关临床治疗，早发现、早诊断、早治疗；"精神障碍的康复"体现三级预防，促进康复，防止精神残疾。

双相障碍预防目标在于降低双相障碍的发病率、患病率、复发率，减少症状存在的时间，减少罹患双相障碍的危险因素，阻止或延缓疾病复发，减少其对患者本人、家庭和社会的影响。

三级预防（tertiary prevention）又称临床预防，是针对发病后所采取的临床措施，防止病情恶化，预防并发症和精神残疾；对已丧失劳动力或残疾者主要促使功能恢复，心理康复，进行家庭护理指导，使病人尽量恢复生活和劳动能力，并能参加社会活动及延长寿命。为此，需要开展"社会化、综合性、开放式"的精神疾病康复工作。其侧重点之一是心理与社会功能训练必须适应双相障碍的特点和固有规律；其二是调整周围的环境和社会条件，以加强或支持患者现有的功能水平。

（一）防治康复体系的建立

完善精神卫生医疗机构的功能，完善服务流程，建立健全三级社区精神障碍防治网。逐步形成集治疗、预防、干预、康复和宣传于一体的新型社区精神卫生网络。提高社区精神卫生服务的综合供给能力，对社区双相障碍病人实行个案管理，提供便利的社区服务。

（二）康复治疗措施

康复治疗是双相障碍社会人群综合防治的重要手段之一，社会心理干预方面的康复措施对防治双相障碍具有不可替代的作用，能降低复发风险、减少药物治疗剂量及住院，提高治疗依从性，有助于患者的躯体康复、心理康复、社会康复和职业康复等。具体的措施如下：

1. 个案管理　个案管理是指对已经明确诊断的患者，通过评估患者的精神症状、功能损害或者面临的主要问题，有针对性地为患者制定阶段性治疗方案。

个案管理的具体工作目标包括：①对患者的精神状况进行连续监测；②确保患者和家属或其他照料者充分地了解疾病和治疗的实质；③帮助患者缩短病程，合理用药；④减少住院治疗所致的创伤和焦虑；⑤为继发性疾病和精神疾病共病的发生寻求积极而充分的治疗；⑥帮助减少疾病对患者的心理社会环境造成的负面影响，比如人际关系、住房、教育、就业、财务保障等；⑦帮助患者康复，回归社会，重建正常生活。

2. 家庭干预　对双相障碍患者的家庭干预是将药物治疗、家庭教育及危机干预等手段相结合的一种康复治疗手段。治疗工作的重点集中在患者家庭成员之间的人际关系上。

在家庭干预的过程中，治疗者对患者及家庭成员进行家庭教育、技能训练和危机干预，帮助他们克服精神疾病所造成的生理及心理影响，使家庭成员恢复或建立正常的情感表达及家庭关系。

3. 生活及社会技能训练　生活及社会技能训练的目标，是处理双相障碍患者角色功能的特殊缺损，使患者在社会人际交往、自我照料及适应社会生活等方面，通过学习和训练，获得工具性技能和交往性技能。社会技能训练的方法，既能针对双相障碍患者个体，也能在集体中施行。

社会技能训练的内容主要包括两部分。工具性技能有：用药的管理、个人整洁与卫生、合适地处理个体财务、症状的自我控制、添购物品、制备日用食品、使用交通工具；社交性技能有：适应不同场合的人际交谈、非言语社交技巧、职业的寻找和保持、友谊的建立和维持、约会或礼貌地拒绝、与人共享的休闲娱乐活动等。

4. 职业康复　目标是帮助从业年龄的双相障碍患者寻找就业成功或保持及适应职业状态，使之达到尽可能高的职业功能水平。

五、双相障碍复燃、复发的早期识别

及早发现复发的前驱表现对于双相情感障碍的防治非常重要。双相障碍的前驱症状包括认知、行为和情感等症状，是双相障碍发作的早期征兆。前驱症状的识别研究发现，双相障碍患者睡眠紊乱与情感障碍复发的风险明显相关，因此应重视双相障碍患者的睡眠情况，建议将睡眠紊乱作为双相障碍复发的重要前驱症状，并将其作为维持治疗（包括药物及社会心理治疗）的目标之一。

第三章　双相情感障碍规范化诊疗

第一节　双相情感障碍规范化诊疗原则

（一）充分评估、量化监测原则

双相情感障碍临床表现复杂多样，患者的不同临床症状及其表现形式、影响治疗的躯体状况、合并其他精神疾病诊断、共病情况、既往用药情况、目前用药、治疗依从性以及社会心理应激等因素，均可能影响患者治疗决策。因此需要对患者上述因素进行充分的评估，并定期实验室检查及精神科量表进行治疗疗效评估及耐受性、安全性、社会功能、生活质量以及药物经济负担方面进行量化监测，及时调整药物治疗方案。

（二）综合治疗原则

双相情感障碍的治疗应采取药物治疗、物理治疗、心理治疗（包括危机干预、支持性心理治疗、认知行为治疗、人际关系治疗等）综合干预。在疾病的不同治疗阶段主次有序，其目的在于提高疗效、改善依从性、预防复燃复发、减少自杀和攻击行为，改善社会功能和更好提高患者生活质量，促进患者全面康复。

综合治疗需与患者及家属商讨治疗方案，心理教育应该贯穿整个治疗过程，讲解可能达到的效果、用药方案、相关药物知识、复发的早期表现及复发的影响、疾病自我管理，使其了解长期治疗的必要性和重要性，尽可能地消除患者社会心理应激因素，提高患者的治疗依从性。

（三）全病程防治原则

由于双相障碍几乎终生以循环方式反复发作，其发作的频率远较抑郁障碍为高，尤以快速循环病程者为甚。因此，双相障碍常是慢性过程障碍，其治疗目标除缓解急性期症状外，还应坚持全病程治疗原则以阻断反复发作。

在全病程治疗期间应密切监测患者治疗效果及药物不良反应，并嘱患者定期复诊。教育患者和家属了解疾病复燃、复发的早期表现，以便自行监控，及时就诊。如病情复发，则应及时调整治疗方案，尽快控制发作。

（四）个体化治疗原则

双相障碍防治指南的应用可能作为一种更为全面的双相治疗模式的一部分，为精神科医疗提供最好的证据。但是双相障碍国际上各国治疗指南仍有差异，即使相对统一的喹硫平药物也并没有在所有指南中作为其一线用药，且抗抑郁药物的使用不明确。因此针对患者的个人需要制定个体化治疗模式是目前双相情感障碍规范治疗的迫切需要。其应具有以下特点：具有循证学依据，致力于将科学进展快速转化为临床实践；使用各个层次的信息来源；提供个体化的、基于需要而调整的、具有阶段特异性的诊断及治疗模块的组合；提供聚焦于临床症状、功能水平、生活质量、精神卫生相关知识、服务信托及患者/家人赋权的、以人及康复为中心的全盘措施。

（五）共患疾病的处理原则

双相情感障碍常共患其他精神障碍或躯体疾病，易致识别混淆、诊断错误和治疗困难。一项对年轻双相障碍患者的调查发现，44%患者终生至少合并一种焦虑障碍，约20%的患者有2种或多种焦虑障碍。对158例双相Ⅰ型患者家族史调查发现注意缺陷多动障碍（85%）、对立违抗障碍（90%）、多种焦虑障碍（64%）、品行障碍（51%）以及物质使用障碍（12%）的共病率很高。发病年龄小于12岁的双相障碍患者常常与注意缺陷多动障碍联系在一起，而12岁以上发病的双相障碍患者则与惊恐障碍、行为障碍及物质使用障碍更为相关。双相障碍患者约1/3甚或半数以上存在精神病性症状，年轻发病者更倾向共患广泛性焦虑、广场恐惧、社交焦虑及强迫症。约有1/3的双相Ⅰ型患者共病躯体疾病。因此，及时识别共病并提供合适的整体治疗方案更为重要。双相障碍共病体重过重/代谢综合征者甚多，约50%的女性患者和65%的男性患者存在体重超重现象。肥胖后更易导致与其他内科疾病的共病，如关节炎、高血压、心血管疾病和糖尿病等。针对双相障碍的高共病率现实，需要强调治疗选择的"个体化"处理，衡量药物临床效应与不良反应的关系，并注意药物相互作用等问题。有研究表明，体重增加与使用某些精神药物也有关联，因此选择治疗药物时，应充分考虑其对体重的潜在影响。

第二节　双相情感障碍规范化诊疗依据

双相情感障碍诊治遵循最新的循证证据，尤其依据近期更新的双相障碍治疗指南，包括：中国双相情感障碍防治指南（第2版），加拿大心境和焦虑治疗指导组/国际双相障碍学会（CANMET/ISBD），美国精神病学协会（APA），英国国立卫生与临床优化研究所（NICE），世界生物精神病学联合会（WFSBP），英国精神药理协会（BAP）等的文献评价结果。其余相关的研究是通过检索 PUBMED、EMBASE、CBMDISC 及 CMCC 等数据库中 2000 年后关于双相障碍诊断、治疗相关文献，并根据我国具体情况而采纳"推荐分级"标准。

指南中证据标准和推荐标准如下（表 3-1，表 3-2）：

表 3-1　证据类型说明

证据类型	治疗性研究	观察性研究
1 级	至少 2 项足够样本量的重复双盲（DB）-随机对照试验（RCT），最好是安慰剂对照试验（RCT），和（或）高质量的荟萃分析	大型代表性人群
2 级	至少 1 项设计良好的 DB-RCT，包含安慰剂或活性药物对照组，和（或）具有广泛置信区间的荟萃分析	小型、设计良好但样本不一定具有代表性
3 级	前瞻性非随机对照试验，或病例报告或高质量的回顾性研究	非代表性调查；病理报告
4 级	专家建议/共识	

表 3-2　推荐分级标准

分级	推荐强度	内容
A 级	优先选择	1 级证据+临床支持，疗效的安全性评价平衡
B 级	建议选择	3 级或以上的证据+临床支持，疗效和安全性评价平衡
C 级	酌情选择（证据不充分）	4 级或以上证据+临床支持，疗效和安全性评价不平衡
D 级	不选择	1 级或 2 级证据，但缺乏疗效

第三节　双相情感障碍全程规范化诊疗

（一）全程规范化诊疗路径

全程规范化诊疗路径包括时间轴的完整性和患者信息精准性、全面、系统性，时间轴包括从患者家族史、母孕前期、母孕期、儿童期、青少年期、中年期、老年期至患者发病急性期、巩固期、维持期及停药后长期随访，患者信息包括家庭情况、个人成长经过、人格特点、生活事件、社会支持、应对方式、及患者急性期相关精神状况及症状量表评估、神经电生理检查、实验室检查、影像学检查、生物标本采集等。整合和利用全面的临床信息、精准的临床指标研究精神疾病病因学诊断标准和制定精准个体化治疗方案 。

（二）全程规范化诊疗流程（图 3-1）

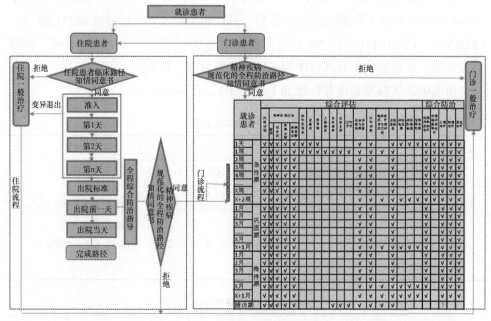

图 3-1　全程规范化诊疗流程

（三）全程规范化诊疗相关内容

1. 一般资料相关内容

（1）情感障碍临床病例收集一般资料

检查日期□□□□□□□□　　　　　　治疗所用药物

医院名称（代码）　　□　1. 山大一院　2. 武警医院　3. 其他

门诊/住院病人（代码）　□　1. 门诊　　2. 住院　　　3. 门诊/住院号

姓名_____　性别□　0. 未知　1. 男　2. 女（是否处于哺乳期）　3. 两性　9. 未说明

身高_____厘米　体重_____公斤　腰围_____厘米（保留至小数点后一位）

血压_____/_____mmHg　脉搏_____次/分

出生日期□□□□□□□□　年龄：_____（周岁）

民族　□　1 2 未分类　9 不详；籍贯（代码）□□ 省

文化程度　□　1=文盲　2=小学　3=初中　4=高中（中专）　5=大专　6=大学　7=研究生

受教育年限：_____年

婚姻状态　□　1=未婚　2=已婚　3=离异　4=再婚　5=同居　6=丧偶　7=分居

与谁生活在一起　□　0=独居　1=仅父母　2=仅配偶　4=父母和配偶　5=配偶和子女　6=其他

是否有子女　□　1是、儿子个　女儿个　2=否

职业　□　1=农民　2=工人　3=专业技术人员（知识分子）　4=行政管理干部（公务员）

　　　　5=无业/失业　6=学生/家庭妇女　7=其他（）

目前工作状态　□　1=无　2=全日工作　3=部分时间工作　4=家务　5=失业　6=退休　7=在特殊照顾下工作

工作性质　□　1=脑力劳动为主　2=体力劳动为主　3=脑力与体力劳动相当

独立程度　□　1=能够独立生活　2=某些复杂的日常活动需要协助　3=基本日常活动需要协助

　　　　　　　4=完全依赖于他人

所在地状况　□居住地　□工作地　□学习地（1=城市　2=农村）

详细家庭住址

邮编

家庭电话

手机

工作单位

单位电话

宗教信仰　□　1否　2有，具体＿＿＿＿＿＿＿

有无自杀未遂史（代码）□　1=有　2=无

　　（2）家族史

　　A 您的一级亲属（父母、兄弟姐妹、子女）是否曾被医生明确诊断患有精神障碍类疾病（表3-3）或有可疑的心境障碍（表3-4）？

表3-3　明确诊断的精神障碍名称及编码

编码	明确诊断的精神障碍名称	编码	明确诊断的精神障碍名称
M	心境障碍	S	精神分裂症和其他精神病性障碍
M1	双相I型障碍	S1	精神分裂症
M2	双相II型障碍	S2	精神分裂样障碍
M3	其他双相障碍	S3	分裂情绪感障碍
M4	重性抑郁障碍	S4	妄想性障碍
M5	心境恶劣障碍	S5	短暂精神病性障碍
M6	未特定抑郁障碍	S6	躯体状况所致的精神病性障碍
M7	躯体状况所致的心境障碍	S7	物质所致的精神病性障碍
M8	物质所致的心境障碍	S8	未特定的精神病性障碍
U	物质使用障碍	A	焦虑障碍
U1	酒精	A1	惊恐障碍
U2	镇静-催眠-抗焦虑剂	A2	无惊恐障碍史的广场恐怖症
U3	大麻类	A3	社交恐怖症
U4	兴奋剂	A4	特殊恐怖症
U5	鸦片类	A5	强迫症
U6	可卡因	A6	创伤后应激障碍
U7	致幻剂/PCP	A7	广泛性焦虑症
U8	多种药物	A8	躯体状况所致的焦虑障碍
U9	其他	A9	物质所致的焦虑障碍

编码	明确诊断的精神障碍名称	编码	明确诊断的精神障碍名称
P	躯体形式障碍	A10	未特定的焦虑障碍
P1	躯体化障碍	E	进食障碍
P2	疼痛障碍	E1	神经性厌食症
P3	未分化的躯体形式障碍	E2	神经性贪食症
P4	疑病症	E3	暴食障碍
P5	身体变形障碍	E4	适应障碍
N	精神发育迟滞	D	痴呆
N1	通常起病于童年与少年期的行为与情绪障碍	D1	阿尔茨海默性痴呆
N2	多动性障碍	D2	血管性痴呆
N3	品行障碍	D3	其他疾病所致的痴呆
N4	品行与情绪混合性障碍	D4	未特定痴呆
N5	特发于童年的情绪障碍		
N6	特发童年与少年期的社会功能障碍		
N7	通常起病于童年和少午期的其他行为与情绪		
N8	抽动障碍		

表 3-4　可疑心境障碍名称及编码

编码	可疑心境障碍名称	编码	可疑心境障碍名称
SM1	情绪低落	SM5	自杀观念
SM2	悲观厌世	SM6	自杀行为
SM3	兴奋话多	SM7	反复躯体不适
SM4	失眠		

0 否，转至问题 B。

1 是，根据表 3-1 和表 3-2 将对应疾病代码填入下表，若同时患有表 3-3 和表 3-4 中的多种疾病，对应的多种病代码均填写；若所患精神障碍类疾病超出表 3-3 或表 3-4 所列范围，直接填写疾病名称：

亲属	1 是	2 否	3 不详	4 不适用
父亲				
母亲				
兄弟姐妹				
子女				

B 您的其他亲属（祖父母、外祖父母、父母的兄弟姐妹、孙子/女、外孙子/女、曾祖父母、曾外祖父母、堂兄弟姐妹、表兄弟姐妹）是否曾被医生明确诊断

患有精神障碍类疾病（表3-3）？

0否，转至下一页。

1是，根据表3-3将对应疾病代码填入下表，若同时患有表3-3中的多种疾病，对应的疾病代码均填写；若所患精神障碍类疾病超出表3-3所列范围，直接填写疾病名称：

亲属	1是	2否	3不详	4不适用
祖父母或外祖父母				
父母的兄弟姐妹				
（外）孙子/女				
曾（外）祖父母				
堂（表）兄弟姐妹				

（3）流行病学问卷

1）躯体疾病史

记录您曾患过哪些经医生确诊的重大疾病（包括住院和手术）？

疾病名称	是否有	首次发病时间（年/月）	疾病转归（1未治疗 2正在治疗，效果较好 3正在治疗，效果较差 4不详 5痊愈）	目前所用药物	备注
高血压					
高血脂					
心脏病					
短暂性脑缺血发作					
脑卒中					
头部外伤					
癫痫					
糖尿病					
甲状腺功能异常					
胃肠道疾病					
手术史					
感染					
其他病史请记录					

2）职业及生活情况

C3 您日常工作时体力劳动强度如何？ 1=轻　2=中　3=重	☐
C4 您经常参加体育锻炼吗？如不锻炼则跳问 C5 1=不锻炼　2=每周 3 次以下　3=每周 3-6 次　4=每周 6 次以上	☐
C4.1 您每次锻炼时的强度如何？1=轻　2=中　3=重	☐
C5 您平时工作、生活节奏紧张吗？ 1=不太紧张　2=较紧张　3=很紧张，压力很大	☐
C6 近一年您工作环境或居住环境中有噪声干扰吗？ 1=比较安静　2=曾有过（一年以前）　3=（近一年）比较吵　4=（近一年内非常吵闹，无法集中精力）	☐
C7 您平均每天睡眠时间多长？ 1=5 小时以下　2=5-8 小时　3=8 小时以上	☐

3）吸烟、饮用酒、茶、咖啡饮料

D1 您吸过烟吗？ 1=从不吸　2=偶尔吸（累计吸烟不足 10 包）　3=以前吸（累计吸烟＞10 包），但最近一年不吸　4=现在吸（累计吸烟＞10 包）	☐
如以前吸过或现在仍吸，续问回答以下问题：	
D1.1 您多大年龄开始吸烟？	☐☐
D1.2 您多大年龄开始每天吸烟？	☐☐
D1.3 您平均每天吸多少支烟（指现在，或戒烟前）？	☐☐
D2 您爱人（如已故，问生前）是否吸烟 1=从不吸　2=偶尔吸（累计吸烟不足 10 包）　3=以前吸（累计吸烟＞10 包），但近一年不吸　4=现在吸（近一年累计吸烟 10 包）	☐
D3 除您的家人外，是否还经常有其他人在您面前吸烟吗，每周多长时间？ 1=5＞天/周　2=3-5 天/周　3=1-2 天/周　4=＜1 天/周	☐
D4 您经常饮酒吗？（每周＞=1 次） 1=从不饮　2=偶尔饮（每周＜1 次）　3=以前饮，近 1 年不饮　4=现在习惯饮	☐
如以前饮或现在在饮，续问： D4.1 您多大年龄开始饮酒？	☐☐
D5 您经常饮茶吗？（每周＞=3 次） 1=从不饮　2=偶尔饮（每周＜3 次）　3=以前饮，近 1 年不饮　4=现在习惯饮	☐

续表

如以前饮或现在饮，续问： D5.1 您多大年龄开始饮茶？	▢▢

4）膳食营养

E1 您是否经常喝含糖饮料或甜点或食糖？ 1=＜3 次/周　2=3-6 次/周　3=＞6 次/周	▢
E2 您每天的主食量（两）	▢▢
E3 烹饪用油 1=完全植物油　2=主要植物油　3=基本各半　4=主要动物油	▢
E4 您平均每月吃水豆腐和豆腐干合计多少斤？ 1=半斤以下　2=半斤至 2 斤　3=2 斤以上	▢
E5 您常吃什么类型的肉？ 1=不吃肉　2=瘦肉为主　3=肥瘦各半　4=肥肉为主	▢
E6 您平均每周食肉量　1=半斤以下 2=半斤至 2 斤 3=2 斤以上	▢
E7 您平均每周吃蛋类　1=3 个　2=3-6 个　3=6 个	▢
E8 您每周吃动物内脏　1=半斤以下　2=半斤至 2 斤　3=2 斤以上	▢
E9 您平均每周吃蔬菜　1=1 斤以下　2=1 斤至 3 斤　3=3 斤以上	▢
E10 口轻（淡）、口重（咸）？　1=轻　2=一般　3=重	▢
E11 您有某些特殊的食物偏好吗？　1=否　2=是	▢
E11.a 如有特殊偏好，请描述	
E12 是否食用鱼类等海产品？ 1=从不吃　2=偶尔吃　3=以前吃，近 1 年不吃　4=现在经常吃	▢
E13 是否食用深海鱼油类保健品？ 1=从不吃　2=偶尔吃　3=以前吃，近 1 年不吃　4=现在经常吃	▢

5）女性月经和生育史

F1 您第一次来月经的年龄是多大（周岁）？	▢▢
F2 您绝经了吗？　1=否　2=是　如否，则跳问 F3	▢
F2.1 绝经时年龄是多大岁数？	▢▢
F2.2 前后是否有过心情沮丧或焦虑不安？　1=否　2=是	▢

续表

F3 您的月经情况如何?	
F3.1 您（过去的）月经规律吗？　1=不规律　2=比较规律	□
F3.2 您是否有痛经？　1=无　2=轻度　3=中度　4=重度	□
F3.3 您平均多少天来一次月经？	□□
F3.4 您每次月经出血多少天？	□□
F3.5 您每次月经前后是否有过心情沮丧或焦虑不安？　1=否　2=是	□
F4 您过去是否服用避孕药（＞半年）？	□
F5 您共怀孕过几次？	□□
F6 您共生过多少个孩子？	□□
F6.1 其中多少个孩子现在存活？	□□
F6.2 生产后，您是否有够一段时间心情非常低落？　1=否　2=是	□
F6.3 如有过小产，小产后是否有过一段时间心情非常低落？　1=否　2=是	□□

6）父母及家庭基本情况

F1 年龄	父亲 □□ 母亲 □□
F2 患儿出生时年龄	父亲 □□ 母亲 □□
F3 文化程度　1=文盲　2=小学　3=初中　4=高中　5=中专　6=大专　7=本科　8=研究生	父亲 □ 母亲 □
F4 职业　1=农民　2=工人　3=专业技术人员/行政管理干部　4=个体户/临时工　5=无业/失业 　　6=学生/家庭妇女　7=其他（＿＿＿）	父亲 □ 母亲 □
F5 家庭住址 （1）城市　（2）郊区　（3）农村	□
F6 家庭结构 　（1）核心家庭 　（2）扩大了的核心家庭（以患儿父母为核心，加上其长辈或未成年弟妹） 　（3）大家庭（以长辈为核心三代同堂） 　（4）单亲家庭 　（5）父母之一很少住在家里，或两地分居	□

7）母孕期情况

G1 母亲孕期营养情况　（1）好　（2）一般　（3）差	□

续表

G2 母亲孕期受过精神打击 （1）是 （2）否 （9）不详		☐
G3 母亲孕期受过外伤 （1）无 （2）头颅 （3）腹部 （4）其他		☐
G4 遭受重大打击或变故能否得到支持或帮助 （1）是 （2）否 （9）不详		☐
G5 母孕期是否吸烟 （1）是 （2）否 （9）不详		☐
G5.1 如是，何时吸过 （1）未怀孕时 （2）怀孕头三个月 （3）怀孕后六个月 （4）整个孕期 （9）不详		☐
G5.2 如是，每日吸烟量 （1）≤5支 （2）6~10支 （3）11~20支 （4）>20支 （9）不详		☐
G6 母亲孕期是否饮酒 （1）是 （2）否 （9）不详		☐
G6.1 如是，何时饮过：（1）未怀孕时 （2）怀孕头三个月 （3）怀孕后六个月 （4）整个孕期 （9）不详		☐
G6.2 如是，饮酒次数：（1）每月1次 （2）每月≤3次 （3）每周≥2次 （4）每天1次 （5）每天数次 （9）不详		☐
G6.3 如是，每次饮酒量折合成纯酒精毫升数		☐☐☐
G7 孕期是否照过X线 （1）是 （2）否 （9）不详		☐
G7.1 如是，何时照过：（1）未怀孕时 （2）怀孕头三个月 （3）怀孕后六个月 （4）整个孕期 （9）不详		☐
G7.2 如是，照X线部位：（1）头 （2）胸 （3）腹 （4）四肢 （9）不详		☐
G7.3 如是，照X线种类 （1）透视 （2）拍片 （3）CT （4）MRI （5）造影 （9）不详		☐
G8 发现怀孕后是否想过终止妊娠 （1）是 （2）否 （9）不详		☐
G9 发现怀孕后是否设法终止妊娠 （1）是 （2）否 （9）不详		☐
G9.1 如是，采用何种方法？ （1）中药 （2）西药 （3）其他 （9）不详		☐
G10 母亲孕期是否患有以下疾病 （1）是 （2）否 （9）不详	孕前3月	孕后6月
10.1 甲亢	☐	☐
10.2 甲低	☐	☐
10.3 心脏病	☐	☐
10.4 糖尿病	☐	☐
10.5 肾脏病	☐	☐

续表

10.6 原发性高血压		☐	☐
10.7 肝炎		☐	☐
10.8 结核		☐	☐
10.9 流感或感冒		☐	☐
10.10 风疹		☐	☐
10.11 其他病毒感染		☐	☐
10.12 贫血		☐	☐
10.13 精神病		☐	☐
10.14 癫痫		☐	☐
10.15 煤气中毒		☐	☐
10.16 接触有毒物质		☐	☐
G11 母孕期是否有以下合并症 （1）是 （2）否 （9）不详			☐
11.1 妊娠呕吐			☐
11.2 先兆流产			☐
11.3 妊高症			☐
11.4 营养不良			☐
11.5 胎盘异常			☐
11.6 胎膜早破			☐
11.7 宫内窘迫			☐
G12 母孕期是否服过以下药物 （1）是 （2）否 （9）不详		孕前 3 月	孕后 6 月
12.1 镇静止吐药	药名	☐	☐
12.2 避孕药	药名	☐	☐
12.3 保胎中药	药名	☐	☐
12.4 保胎西药	药名	☐	☐
12.5 降压药	药名	☐	☐
12.6 抗贫血药	药名	☐	☐

续表

12.7 抗菌药	药名	☐	☐
12.8 抗癫痫药	药名	☐	☐
12.9 抗精神病药	药名	☐	☐
12.10 抗焦虑药	药名	☐	☐
12.11 安眠药	药名	☐	☐
12.12 麻醉药	药名	☐	☐
12.13 其他	药名	☐	☐

8）出生时情况

H1 出生时间 （1）早产 （2）足月 （3）过期	☐
H2 胎位 （1）头位 （2）臀位 （3）其他	☐
H3 分娩方式 （1）自然顺产 （2）产钳或胎吸助产 （3）剖腹产	☐
H4 有无窒息 （1）无 （2）有 （9）不详	☐
H5 有无产伤 （1）无 （2）有 （9）不详	☐
H6 出生时体重（克）	☐☐☐☐
H7 患儿为第几胎	☐
H8 患儿为第几产	☐

9）患者儿童期既往史

I1 患儿是否曾患以下疾病 （1）是 （2）否 （9）不详	
1.1 新生儿黄疸	☐
1.2 新生儿颅内出血	☐
1.3 新生儿吸入性肺炎	☐
1.4 新生儿硬肿症	☐
1.5 惊厥	☐
1.6 佝偻病	☐

	续表
1.7 贫血	□
1.8 营养不良	□
1.9 肺炎或脑膜炎	□
1.10 病毒性脑炎	□
1.11 癫痫	□
1.12 肾脏病变（肾炎、肾盂肾炎）	□
1.13 血液病	□
1.14 心脏病	□
1.15 哮喘	□
1.16 脑外伤	□
1.17 煤气中毒	□
1.18 肝炎	□

2. 诊断相关内容

（1）DSM-5 重性抑郁障碍诊断标准

连续 2 周内出现与过去不同的明显改变①或②中至少有一项。

①几乎每日中的大部分时间都心境抑郁。

②几乎每日中的大部分时间，对几乎所有的活动都明显地减低。附加症状③～⑨中几乎每日出现的症状至少有 4 项。

③显著食欲减退或增加，一月体重改变＞5%。

④几乎每天失眠或嗜睡。

⑤几乎每天精神运动性激越或迟滞。

⑥几乎每天疲倦乏力或缺乏精力。

⑦无价值感或过分的自责。

⑧几乎每天思考或集中思想的能力减退，或犹豫不决。

⑨反复想到自杀，自杀意念或企图。

抑郁障碍的特征标明

①伴焦虑痛苦　　②伴混合特征　　③伴忧郁特征　　④伴非典型特征

⑤伴心境协调的精神病性特征　　⑥伴心境不协调的精神病性特征

⑦伴紧张症　　　⑧伴围产期发生　⑨伴季节性模式

（2）ICD-10抑郁发作诊断标准

重度抑郁发作

病人通常有心境低落、兴趣和愉快感丧失，导致劳累感增加和活动减少的精力降低。也很常见的症状还有稍做事情即觉明显的倦怠。

其他常见症状是：

①集中注意和注意的能力降低；

②自我评价和自信降低；

③自罪观念和无价值感（即使在轻度发作中也有）；

④认为前途暗淡悲观；

⑤自伤或自杀的观念或行为；

⑥睡眠障碍；

⑦食欲下降。

（3）DSM-5双相及其相关障碍诊断标准

1）躁狂发作

a. 至少持续1周，每天的大多数时间出现的异常的持久的心境高涨、夸大或易激惹，并有持续地有意图的活动与精力的增加（达到必须住院的程度则可以更短时间）。

b. 在此心境紊乱、活动或精力增多的时期内，持续地表现出以下3项或以上的症状（如表现为易激惹，则需4项），并且达到较显著的程度，较平常的行为有了显著的改变。

①自我评价过高或夸大；

②睡眠需要减少（如感到只要3小时睡眠便休息好了）；

③言语增多或感觉必须要不停地说话；

④思维奔逸或主观体验到的联想增快；

⑤主观体验到或被观察到的随境转移（即注意很易转移到不重要或不相关的外界刺激上去）；

⑥目的性活动增多（社交、工作、学习、性活动），或精神运动性兴奋（如无目的无意义的活动）；

⑦无节制地取乐而不计后果（例如，无节制地狂购乱买，轻率的性行为，或愚蠢的商业投资）。

注：由抗抑郁治疗（如治疗药品或电休克治疗）所引起的躁狂发作，症状严重程度超出由于治疗引起的生理效应，应归于双相 I 型障碍。

2）轻躁狂发作

a. 持续至少 4 天，每天的大多数时间出现明显与平时正常的心境不同，表现为情感高涨、夸大或易激

b. 在此心境紊乱、精力或活动增多的时期内，持续表现出以下症状的 3 项以上（如表现为易激惹，则需 4 项），行为表现明显不同于平常，并且达到显著的程度：

①自我评价过高或夸大；

②睡眠需要减少（例如，感到只需 3 小时睡眠便休息好了）；

③言语增多或感觉必须要不停地说话；

④思维奔逸或主观体验到的思维敏捷；

⑤主观体验到或被观察到的随境转移（即注意很易转移到不重要或不相关的外界刺激上去）；

⑥目的性活动增多（社交、工作、学习、性活动），或精神运动性兴奋（如无目的无意义的活动）；

⑦无节制地取乐而不计后果（例如，无节制地狂购乱买，轻率的性行为，或愚蠢的商业投资）。

双相及障碍的特征标明

①伴有焦虑困扰　　②伴有混合特征　　③伴有快速循环特征

④伴忧郁特征　　⑤伴有非典型特征　　⑥伴精神病性症状

⑦伴情感反应协调的精神病性症状　　⑧伴情感反应不协调的精神病性症状

⑨伴紧张特征　　⑩伴围产期发作　　⑪伴季节特征

（4）ICD-10 双相障碍诊断标准

1）轻躁狂发作

a. 情感增高或易激惹，对个体来讲已达到肯定异常的程度，并且持续至少 4 天。

b. 必须具备以下至少三条，且对日常的个人功能有一定影响：

①活动增多或坐卧不宁；

②语量增多；

③注意集中困难或随境转移；

④睡眠需要减少；

⑤性功能增强；

⑥轻度挥霍，或其他类型轻率的或不负责任的行为；

⑦社交行为增多或过分亲昵（见面熟）。

2）躁狂，不伴精神病症状

a. 情感明显增高，兴高采烈，易激惹，对个体来讲已属肯定异常。此种情感变化必须突出且持续至少1周（若严重到需要住院则不受此限制）。

b. 至少具有以下三条（如果情感仅表现为易激惹，则必须具有 4 条），导致对日常个人功能的严重影响：

①活动增多或坐立不安；

②言谈增多（"言语急促杂乱"）；

③观念飘忽或思维奔逸的主观体验；

④正常的社会约束力丧失，以致行为与环境不协调和行为出格；

⑤睡眠需要减少；

⑥自我评价过高或夸大；

⑦随境转移或活动和计划不断改变；

⑧愚蠢鲁莽的行为，如挥霍、愚蠢的打算、鲁莽地开车，病人不认识这些行为的危险性；

⑨明显的性欲亢进或性行为失检点。

3）躁狂，伴精神病症状

a. 发作符合不伴精神病性症状躁狂（F30.1）除标准 C 之外的标准。

b. 发作不同时符合精神分裂症或分裂-情感障碍躁狂型的标准。

c. 存在妄想和幻觉，但不应有精神分裂症标准中所列典型精神分裂性的幻觉和妄想（即：不包括完全不可能或文化不相应的妄想，不包括对病人进行跟踪性评论的幻听或第三人称的幻听），常见的情况为带有夸大、自我援引、色情、被害内容的妄想。

d. 需除外的最常见情况：发作不是由于精神活性物质使用或任何器质性精神障碍所致。

3. 既往发作治疗史相关内容

（1）患者既往所有轻躁狂、躁狂、抑郁或者混合发作的总次数（包括本次发作）：_____次

①患者既往轻躁狂发作总次数：_____次

②患者既往躁狂发作总次数：_____次

③患者既往抑郁发作总次数：_____次

④患者既往混合发作总次数：_____次

（2）第一次确诊为双相情感障碍的日期：_____年_____月，持续时间为_____个月，是否存在诱因导致？

①是，请注明_____

②否

③不详

（3）患者本次发作的日期：_____年_____月，持续时间为_____个月，是否存在诱因导致？

①是，请注明_____

②否

③不详

（4）本次就诊前，接受过的治疗为：

治疗药物名称	用法用量	开始日期 （年、月、日）	结束日期 （年、月、日）	治疗效果（1明显改善2部分改善3无改善4恶化）

（5）本次就诊前，接受过的其他治疗为：

治疗方法	疗程	治疗次数	开始日期 （年、月、日）	结束日期 （年、月、日）	治疗效果（1明显改善2部分改善3无改善4恶化）

（由医生填写）

	住院	复发	自杀	其他
住院	是 □　第___次 否 □			
复发		是 □　第___次 否 □		
自杀行为			有 □　第___次 无 □　既往___次	
其他#				

#具体说明：

4. 全程规范化分期治疗相关内容

（1）急性期

1）躁狂/轻躁狂发作急性期

a. 规范化的等级治疗：躁狂发作患者处于急性期时，往往有明显兴奋、冲动、自杀、自伤等行为，极易出现冲动、伤人、伤己、毁物等行为，因此此期综合治疗方案包括药物治疗、MECT/rTMS 治疗、心理治疗。治疗首要目的是尽快控制或缓解躁狂症状。对躁狂发作，建议心境稳定剂和抗精神病药物联合治疗；对轻躁狂发作患者的药物选择，可酌情单一使用心境稳定剂。综合治疗的次要目的是恢复患者社会功能，第三个目的是降低药物治疗的不良反应。

患者规范化治疗第一步，应首先评估患者安全风险、躯体风险及患者临床症状评估、心理测量评估，综合上述因素后确定患者的治疗方案。其次，要注意排除或停止患者躁狂发作的因素。若患者服有抗抑郁剂，则予以停用。停用含咖啡因的物质、精神活性物质等。

第二步，选用指南中首选推荐的单用药物或合用方案，综合 MECT/ rTMS、心理治疗。若兴奋症状突出，也可合用苯二氮䓬类，如劳拉西泮或氯硝西泮口服或肌注，控制症状后逐渐减量后停用。一般情况下，综合治疗方案中所用药物均应在患者可以耐受的条件下尽快达到有效治疗剂量。如经 1～2 周治疗无明显效果，应将该药加至最大治疗剂量，或根据血药浓度调整治疗剂量。

若最大治疗剂量 1～2 周后仍无明显效果，经分析如无治疗方案以外因素影响疗效，则应转入第三步。

第三步，换用指南中次选推荐的药物治疗方案或联用增效剂。联合用药时，应注意药物相互作用对药代动力学和安全性的影响。也可根据具体情况，在首选推荐药物中选择，换用其中一种药物。如若无效，即要重新评估与分析，组织专家会诊，分析治疗无效的原因，给予妥善处理。经综合治疗病情缓解者，应继续原治疗方案 2～3 个月，以防复燃。然后予以维持治疗以防复发。

b. 规范化的个体治疗：有研究显示大多数躁狂发作患者适当的药物治疗是有效的，选择用药时应权衡考虑疗效、短期副作用及个体差异带来的不良作用。而且在躁狂发作急性期目前尚无心理治疗可替代药物作为双相躁狂发作的有效管理策略。此期可对患者有无接受长期治疗的患者进行分类评估：

对于未接受长期治疗的双相障碍患者，目前处于严重躁狂发作时，为实现迅速抗躁狂作用，可考虑口服多巴胺受体拮抗剂。临床试验数据表明，氟哌啶醇、奥氮平、利培酮及喹硫平可在短期内有效减轻症状。丙戊酸钠作为治疗选择不良反应风险较小，但是由于其显著致畸及导致胎儿智力发展障碍的风险，不宜用于育龄期妇女。其他用药选择为：阿立哌唑、其他多巴胺拮抗剂和部分激动剂、卡马西平及锂盐。当激越患者需注射治疗以控制其行为但不合作时，需遵循既定治疗方案，使用多巴胺拮抗剂/部分激动剂及 GABA 调节剂（苯二氮草类）。但必须使用最低剂量，不可为达到镇静效果而增加多巴胺拮抗剂剂量。对病情较轻、无精神病性症状的躁狂或轻躁狂患者，为尽快改善过度激越患者的睡眠，可考虑 GABA 调节剂补充治疗。躁狂发作时，抗抑郁药（即经批准用于治疗单相抑郁的药物）应快速减量直至停药。若躁狂治疗开始起效，应考虑长期治疗。

对于长期治疗中躁狂发作的患者，若发作是由于目前治疗剂量不足以控制症状引起的，保证当前治疗达到可耐受最高剂量。对于多巴胺拮抗剂/部分激动剂及丙戊酸钠，增加剂量可有效控制躁狂症状。使用锂盐时，应检查血清锂浓度是否在正常范围内；在正常范围内（0.6～0.8mmol/L）应尽量保证处于较高浓度；血清锂浓度处于 0.8～1.0mmol/L 时，疗效可能更为显著，但长期治疗可能对患者伤害较大。若患者接受锂盐治疗，考虑增加多巴胺拮抗剂/部分激动剂或丙戊酸钠。通常首次发作与长期治疗中的发作应遵循相同治疗原则。若此次发作是由于治疗依从性差引起的，确认原因并提供适当干预。例如，若依从性差与不良反应有关，如副作用与剂量有关则考虑减少剂量，或替换为耐受性更佳的药物；若依从性差与耐受性无关，为患者故意为之，那么需避免长期使用锂盐，其停药时具有躁狂及抑郁发作风险。任何用于改善睡眠或镇静作用的辅助治疗药物，在症状改善后应尽快停药。

2）抑郁发作急性期

a. 规范化的等级治疗：抑郁发作患者处于急性期时，往往有明显消极观念，自伤、自杀企图或行为发生率非常高，因此需要综合治疗包括药物治疗、MECT/rTMS、心理治疗以尽快缓解或控制症状。

患者规范化治疗第一步，应首先评估患者安全风险、躯体风险及患者临床症状评估、心理测量评估，综合上述因素后确定患者的治疗方案。

第二步，选用指南中首选推荐的单用药物或合用方案，综合 MECT/ rTMS、心理治疗。若夜间失眠症状突出，也可合用苯二氮䓬类，如劳拉西泮或氯硝西泮口服或肌注，睡眠症状改善后逐渐减量后停用。若有效治疗剂量 1～2 周后仍无明显效果，经分析如无治疗方案以外因素影响疗效，则应转入第三步。

第三步，换用指南中次选推荐的药物治疗方案或联用增效剂。联合用药时，应注意药物相互作用对药代动力学和安全性的影响。也可根据具体情况，在首选推荐药物中选择，换用其中一种药物。如若无效，即要重新评估与分析，组织专家会诊，分析治疗无效的原因，给予妥善处理。经综合治疗病情缓解者，应继续原治疗方案 2～3 个月，以防复燃。然后予以维持治疗以防复发。

b. 规范化的个体治疗：WFSBP 指南基于循证学利弊对各种药物进行了详尽的分类。提供的是利弊分析及如何治疗双相抑郁的推荐，同时给临床医师预留了充分的自由。被划分为 1 级的药物仅有喹硫平一种，而奥氮平、拉莫三嗪、氟西汀及丙戊酸盐盐单药治疗，以及奥氮平/氟西汀合剂（OFC）、拉莫三嗪+锂盐、莫达非尼+现有治疗等被划为 3 级。

2013 加拿大双相障碍治疗指南推荐针对双相抑郁的一线单药治疗为锂盐、拉莫三嗪及喹硫平（速释及缓释剂型），一线联合治疗为锂盐或双丙戊酸盐+一种 SSRI、奥氮平+一种 SSRI、锂盐+双丙戊酸盐，以及锂盐或双丙戊酸盐+安非他酮。但是关于锂盐治疗双相障碍抑郁发作有效性的 RCT 证据相对不足。尽管有个别证据显示，在锂盐或丙戊酸盐基础上联用某种特定抗抑郁药可能有效，但显而易见的是，抗抑郁药或其中的 SSRIs 对双相抑郁的治疗并无类属效应。尚无证据显示，奥氮平联合除氟西汀以外的 SSRIs 可带来临床收益，也并无证据显示锂盐联合丙戊酸盐有效。指南推荐双丙戊酸盐及鲁拉西酮作为二线单药治疗推荐。喹硫平+SSRIs、拉莫三嗪+莫达非尼/锂盐/双丙戊酸盐、锂盐/双丙戊酸盐+鲁拉西酮为二线联合治疗推荐。鲁拉西酮并未被纳入一线治疗药物中。因为在该指南发布时，鲁拉西酮的疗效并未得到充分证实。但是近期更多研究证实鲁拉西酮单药或联用其他药物可有效治疗双相抑郁，应被列入一线治疗的名单中。尽管有研究显示，丙戊酸盐单药治疗双相抑郁有效，但这一治疗方式并未被列入一线治疗选择中，而仅被作为二线治疗推荐使用。三线治疗推荐主要基于专家意见，并且主要为难治性患者所预留。单一治疗包括卡马西平、奥氮平及电休克治疗（ECT），而联合治疗则包括锂盐+卡马西平、锂盐+普拉克索、锂盐/双丙戊酸盐+文拉法辛、锂盐+一种 MAOI、锂盐/双丙戊酸盐/一种非典型抗精神病药+一种 TCA、锂盐/双丙戊酸盐/卡马西平+一种 SSRIs 和拉莫三嗪、喹硫平+拉莫三嗪。加巴喷丁、阿立哌唑或齐拉西酮单药治疗，以及齐拉西酮+左乙拉西坦的联合治疗并不被该指南所推荐。另外，对于 OFC 治疗失败的患者，不宜再使用奥氮平单药治疗，因此将奥氮平单药治疗纳入三线治疗推荐并无意义。考虑到两项阴性结果的研究，阿立哌唑未被纳入治疗推荐；然而，一项针对阿立哌唑的 meta 分析结果却为阳性。

NICE 指南采用了 meta 分析，纳入了试验设计不同的研究，如使用及未使用安慰剂的研究，这一状况可能对数据分析造成影响。总体而言，NICE 指南推荐中尽管喹硫平单药治疗及 OFC 为主要用药，但是奥氮平或拉莫三嗪也同样获得了推荐。若患者正在服用锂盐或丙戊酸盐，而此时出现抑郁发作，NICE 指南的推荐为：①首先优化现有治疗；②加用喹硫平或 OFC。这一推荐存在问题：使用丙戊酸盐有证据支持，但锂盐则无；另外，在原有治疗基础上联用喹硫平或 OFC，其效果为何会比单用喹硫平或 OFC 更好，证据也不明朗。指南并未考虑锂盐+拉莫三嗪，而这恰恰是唯一具有支持性证据的联合治疗。

基于现有的循证学证据，针对双相抑郁：只有四种治疗方式的疗效获得了证实，分别为：喹硫平单药治疗；OFC 治疗；鲁拉西酮单药治疗；锂盐联合拉莫三嗪。丙戊酸盐、阿立哌唑、拉莫三嗪及奥氮平单药治疗同样可被视为治疗选择；抗抑郁药应被置于相对靠后的位置，且必须与心境稳定剂联用；很多医生可能仍固着于"心境稳定剂"这一概念，但事实上并无支持性证据；证据常支持对治疗方案做出激进的调整，而非在原有治疗上保守地叠加其他药物。

双相抑郁发作是否使用、如何使用抗抑郁药物一直是有争议的话题，各国指南意见也有差别。综合国内外相关治疗指南，不主张单独使用抗抑郁药物治疗被学界认同。基于循证医学证据，指南推荐抗抑郁剂使用原则如下：

①抗抑郁药物不适用于快速循环发作、混合发作或有严重躁狂发作病史的患者；

②急性期已经使用抗抑郁药物，进入巩固/维持期阶段建议逐步减量；

③双相Ⅰ型抑郁不能单用抗抑郁药物，双相Ⅱ型抑郁建议慎用抗抑郁药物；

④文拉法辛和三环类等去甲肾上腺素选择性高的抗抑郁剂，因存在更高的转躁风险，指南不作推荐。

值得提出的是双相障碍急性期电休克治疗在各国指南中均作为二线治疗，但如果症状严重（如存在严重自杀观念、极度兴奋、拒食及为难治性病例等），为了快速控制症状，可首先考虑电休克治疗，然后再行常规一线药物治疗巩固及维持。

（2）巩固期：双相障碍是一种慢性发作性疾病，患者依从性差，因此具有治疗中断率高和复发率高特性。有研究显示2年后患者达到功能痊愈的却不到50%。近40%患者又经历抑郁或躁狂/轻躁狂发作。双相情感障碍急性期治疗过后需要巩固期治疗，此期目的是防止症状复燃、促进社会功能恢复。一般而言，巩固期治疗方案与急性期基本相同，并维持原有药物剂量，但一般建议停用抗抑郁药，以减少转躁风险。此外，可配合心理治疗，例如认知行为治疗、家庭治疗等。一般而言，此期患者仍需至少一月一次的门诊随访治疗，症状持续评估稳定4～6个月，无复燃可转入维持期治疗。

（3）维持期：维持期治疗目的在于治疗发作间歇期亚临床症状、提高心理社会功能、防止新的躁狂/轻躁狂或抑郁发作、维持持续的心境稳定。维持治疗中，仍需重视综合治疗，包括药物治疗、物理治疗、心理治疗，提高药物治疗依从性。

进入维持期治疗前，应充分评估患者安全风险、躯体风险、药物不良反应及患者临床症状评估、心理测量评估，以及急性期药物治疗效果。急性期治疗有效且无明显不良反应的药物可能在维持期继续有效。指南建议继续使用急性期的药物，可以适当调整相关药物剂量。指南建议对于急性期使用抗抑郁剂患者，维持期建议逐渐停用。心境稳定剂联合非典型抗精神病药物或其他增效剂治疗时，临床医生应掌握药物的作用机制、药物间相互反应、常见不良反应等知识。如非典型抗精神病药物可能会引起体重增加、糖脂代谢紊乱，对本身已存在代谢问题的患者尽可能避免远期进一步损害的可能，慎重选择药物种类。

维持期治疗过程中，应定期评估患者安全风险、躯体风险、药物不良反应及患者临床症状评估、心理测量评估，评估可能的转相风险，及时调整药物剂量和治疗方案，同时应遵循个体化原则合理选择药物。治疗期间还需警惕复发相关因素，如是否有物质使用情况，以免影响治疗效果。

双相障碍患者进行长期治疗在双相的抑郁相或躁狂相过去之后，与患者和其监护人讨论对疾病的长期治疗。讨论的目标在于帮助患者理解：双相障碍通常是一种长期的、易复发的疾病，疾病的缓解需要自我的管理、与社区医疗和二级医疗的专业人士定期会谈、并且需要监护人的参与。讨论的内容需要包括：双相障碍的自然进程及其可能的发展；心理治疗和药物治疗在防止复发和减轻症状上的作用；急性期后立即停药或减药对造成的复发风险；长期服药和心理治疗的潜在益处及风险，以及在此进程中需要监测患者的症状和服药情况；停药的潜在益处和风险。

对于想要怀孕的妇女也应讨论患者的双相障碍病史。包括：抑郁和躁狂的严重性和频度，注意相关的风险和严重后果；对既往治疗的反应；两次发作期中间的症状；复发的潜在诱发因素、早期的预警标准及自我管理策略；治疗的可能持续时间，在什么时间进行复查，复查的频率；提供关于双相障碍的清晰的书面信息，同时保证有足够的时间讨论个人的观点和关心的内容。

为防止复发，另外也针对那些两次发作期之间仍存在症状的患者，提供结构化的心理治疗（个别治疗、团体治疗或家庭治疗）也非常重要。心理治疗需要是专为双相障碍设计的，并且有已发表的、具有实证基础的、对治疗过程进行描述的操作指南。当计划通过长期服药来防止复发时，考虑使用那些在两次发作期之间仍有效的药物。与患者商讨他们更希望继续服用当前的药物还是换成锂盐，并解释锂盐是治疗双相障碍的最有效方法。如果将锂盐作为双相障碍长期治疗的首选药物，并提供给患者，注意：如果锂盐无效，考虑增加丙戊酸钠；如果对锂盐耐受性差或不宜使用（例如，患者不同意定期进行血液检查），考虑改用丙戊酸钠或奥氮平，如果喹硫平在两次发作期间有效，则也可以使用。

（4）长期随访

1）促进患者康复并回归社会：如果双相情感障碍患者的症状随治疗减轻，持续完成急性期、巩固期及维持期治疗，患者病情稳定，鼓励患者回归社会，恢复社会功能，此时仍要记录他们的情况，与家人达成一致，通过治疗程序，协调确认患者监护人责任。

在长期随访中，心理治疗同样对双相障碍有效，而且可以防止复发。心理治疗尤其对年轻人重要，一方面因为年轻人可以从心理治疗中获益，另一方面是因为年轻人采用药物治疗的风险更大。此外，仍需要有饮食、生活习惯的调整，促进精神康复。虽然吸烟、不运动、糟糕的饮食与其他双相障碍的影响因素相比并不重要，但是对于患有双相障碍的患者，保持身体健康也是很重要的，可以帮助患者调整心理状态，促进身心健康。

2）识别双相障碍并提早干预：双相情感障碍患者康复后仍需与监护人共同管理这部分患者，当有责任对患者进行监测时，要对双相障碍患者的身体健康情况进行定期监测，至少每年检查一次。健康检查需要很全面并且关注身体健康问题，例如心脏病、糖尿病、过度肥胖和呼吸系统疾病。检查结果的副本需要交给治疗协调员和精神科医生，而且需要放入医疗档案中。对快速循环型的双相障碍患者的干预方法应与其他类型的双相障碍患者的一样，因为对快速循环型双相障碍患者采用不同治疗方法这一观点，并没有得到有力证据的支持。

对于在康复期出现抑郁、躁狂或轻躁狂早期症状注意识别：

躁狂和严重抑郁的主要特征

躁狂	抑郁
夸大的、浮夸的情感	抑郁心境
自尊膨胀	对活动失去兴趣
多话	无价值感
睡眠需求减少	体重减轻或增加
冲动危险行为增加	自杀观念或行为

如果患者已经出现了躁狂或轻躁狂，而却没有使用精神药物或心境稳定剂，那么可以使用氟哌啶醇、奥氮平、喹硫平或利培酮。考虑所有可能的情况，包括患者的偏好、临床背景（包括身体疾病、既往治疗反应以及副作用）。如果病人已经在使用锂盐，那么需要检查血液中的锂水平，为使治疗最优化，考虑增加奥氮平、喹硫平或利培酮等非典型抗精神病药。如果患者已经出现躁狂或轻躁狂，并且在使用抗抑郁药作为唯一的治疗方法：考虑停用抗抑郁剂，增加抗精神病药物。同时考虑患者急性期规范化治疗。

如果患者出现轻度抑郁症状：首选心理治疗，采用的疗法应该是专门针对双相障碍的，并且有已发表的、有实证数据支持的、对治疗方法进行描述的治疗手册；或者密集的心理干预（认知行为疗法、人际治疗或夫妻行为治疗）。要与患者探讨心理治疗的益处和风险，以及患者的偏好。为得知患者的躁狂、轻躁狂或抑郁症状的恶化，需要监测患者的症状，并以此作为情况变化的标志。同时考虑患者急性期规范化治疗。

如果双相障碍患者出现中度或重度抑郁，并且没有服用相应药物来治疗，给患者提供氟西汀并辅以奥氮平、或仅使用喹硫平，药物的选择依据患者的偏好和对既往治疗的反应。如果患者愿意，考虑仅使用喹硫平或拉莫三嗪。如果双相障碍患者出现中度或重度抑郁，并且已经在使用锂盐，需要查患者的血锂水平。如果不够，增加锂盐的剂量；如果已经达到最大值，则增加其他药物——氟西汀辅以奥氮平或仅使用利培酮，药物的选择依据患者的偏好和对既往治疗的反应。如果增加氟西汀和奥氮平无效，增加利培酮也无效，那么停用增加的药物，考虑在锂盐的基础上增加拉莫三嗪。同时考虑患者急性期规范化治疗。

第四章 双相情感障碍临床路径

第一节 双相情感障碍临床路径标准住院流程

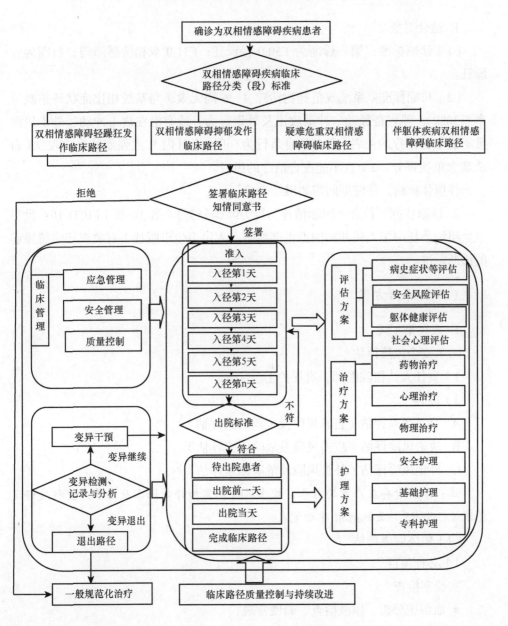

第二节　双相情感障碍临床路径文本

一、双相情感障碍轻躁狂发作临床路径

（一）入径标准

1. 适合对象

（1）诊断标准：第一诊断为 F30.0 轻躁狂；F31.0 双相情感障碍，目前为轻躁狂。

（2）排除标准：系统规范药物治疗 4～6 周无效（与基线相比症状评估减分率≤30%）；伴兴奋躁动、冲动攻击及外走行为，或有潜在攻击冲动、外走风险且不能配合治疗的患者；有自伤自杀行为（近 1 个月内），或强烈的自杀观念（自杀观念单项评分≥2）且不能配合治疗的患者。

伴躯体疾病，住院期间需要继续治疗。

2. 诊断依据　符合《国际精神与行为障碍分类》（第 10 版）（ICD-10：世界卫生组织委托中华人民共和国卫生部编著，人民卫生出版社）有关双相情感障碍的诊断标准。

（二）评估方案

1. 入径第 1 天

（1）安全风险评估

1）责任人：住院医师、责任护士。

2）内容

A. 自杀风险评估（自杀风险及危险因素评估）

B. 攻击风险评估（攻击风险及危险因素评估）

C. 外走风险评估（外走风险及危险因素评估）

注：如患者存在严重的自杀、攻击风险，需加评哥伦比亚自杀严重程度评定量表（C-SSRS）及 Barratt 冲动量表。

（2）躯体健康评估

1）必查项目

实验室检查

● 血细胞分析、尿液检查、粪便常规；

- 血生化（肝功能、肾功能、血脂、电解质、血糖、血氨、凝血系列、心肌酶、肌钙蛋白）；
- 内分泌检查（甲状腺功能系列、性激素系列）；
- 感染性疾病筛查（甲、乙、丙、戊肝，梅毒，HIV）
- 血药浓度

电生理检查

- 心电图
- 脑电图/脑电地形图
- 诱发电位

影像检查

- 腹部 B 超
- 胸部正位片
- 头颅 CT

2）可选项目

根据患者具体疾病情况或相关科室会诊意见选择相应的检查。

（3）心理测量评估

1）必查项目

症状评估

- 临床疗效总评量表-病情严重程度（CGI-SI）
- 临床疗效总评量表-疗效总评（CGI-GI）
- Young 躁狂评定量表（YMRS）/或 Bech-Rafaelsen 躁狂量表（BRMS）
- 躁狂或轻躁狂自评问卷/心境障碍问卷（MDQ）/或轻躁狂症状清单（HCL-32）
- 双相谱系诊断量表（BSDS）
- 阳性与阴性症状量表（PANSS）
- 汉密尔顿抑郁量表（HAMD）/或蒙哥马利抑郁量表（MADRS）
- 汉密尔顿焦虑量表（HAMA）
- Zung 抑郁自评量表（SDS）
- Zung 焦虑自评量表（SAS）

社会功能评估

- 功能大体评定量表（GAF）
- 社会功能缺陷筛选量表（SDSS）
- 日常生活能力量表（ADL）

药物副作用评估

- 治疗时出现的症状量表（TESS）/ UKU 副作用量表（UKU）
- 亚利桑那性体验量表（ASEX）

依从性评估

- 药物依从性评定量表（MARS）

社会心理因素评估

- 生活事件量表（LES）
- 家庭环境量表（FES）
- 社会支持评定量表（SSRS）
- 防御方式问卷（DSQ）

认知评估

- RBANS 测查表
- Stroop 测查表
- 威斯康星卡片分类测验表 （WCST）
- 韦氏成人智力量表（WAIS）
- 韦氏记忆量表

自知力评估

- 自知力与治疗态度问卷（ITAQ）
- 自知力评定量表（SAUND）

人格评估

- 艾森克人格问卷（EPQ）

2）可选项目

一般心理健康评估

- 一般健康问卷（GHQ）
- 90 项症状清单（SCL-90）

症状评估

- 阴性症状量表（SANS）
- 阳性症状量表（SAPS）
- Krawiecka 症状量表
- 简明精神病评定量表（BPRS）
- 9 条目简易患者健康问卷（PHQ-9）
- Beck 抑郁问卷（BDI）

- 快速抑郁症症状自评问卷（QIDS-SR）
- 老年抑郁量表（GDS）
- 爱丁堡产后抑郁量表（EPDS）
- 康奈尔健康问卷
- 疲劳严重程度量表
- 匹兹堡睡眠质量指数表
- 睡眠个人信念与态度量表
- 失眠严重指数表
- Epworth 嗜睡量表

社会功能评估

- 功能缺陷评定量表（WHO DAS-II）
- 个人和社会功能量表（PSP）
- 生活质量量表（SF-12）

药物副作用评估

- Simpson 锥体外系副作用评定量表（RSESE）
- Barnes 静坐不能量表（BASR）
- 不自主运动量表（AIMS）
- 迟发性运动障碍评定量表（TDRS）

社会心理因素评估

- 自尊量表（SES）
- 婚姻关系类型问卷
- 儿童期创伤问卷（CTQ）

认知评估

- 精神分裂症认知功能成套测验（MCCB）
- 认知偏差问卷（CBQ）

人格评估

- 明尼苏达多相个性调查表（MMPI-2）
- 卡特尔 16 种人格因素问卷（16-PF）
- 人格诊断问卷（DPQ-4）

2. 入径第 2 天

（1）安全风险评估

1）责任人：住院医师、责任护士。

2）内容

● 自杀风险评估（自杀风险及危险因素评估）

● 攻击风险评估（攻击风险及危险因素评估）

● 外走风险评估（外走风险及危险因素评估）

注：如患者存在严重的自杀、攻击风险，需加评哥伦比亚自杀严重程度评定量表（C-SSRS）及 Barratt 冲动量表。

（2）动态临床评估

包括查房对病情评估及根据躯体检查结果对躯体健康的评估，必要时请相关科室会诊。

3. 入径第 3 天

（1）安全风险评估

1）责任人：住院医师、责任护士

2）内容：

● 自杀风险评估（自杀风险及危险因素评估）

● 攻击风险评估（攻击风险及危险因素评估）

● 外走风险评估（外走风险及危险因素评估）

注：如患者存在严重的自杀、攻击风险，需加评哥伦比亚自杀严重程度评定量表（C-SSRS）及 Barratt 冲动量表。

（2）动态临床评估

包括查房对病情评估及根据躯体检查结果对躯体健康的评估，必要时请相关科室会诊。

4. 入径第 1～n 周末

（1）安全风险评估

1）责任人：住院医师、责任护士。

2）内容

● 自杀风险评估（自杀风险及危险因素评估）

● 攻击风险评估（攻击风险及危险因素评估）

● 外走风险评估（外走风险及危险因素评估）

注：如患者存在严重的自杀、攻击风险，需加评哥伦比亚自杀严重程度评定量表（C-SSRS）及 Barratt 冲动量表。

（2）躯体健康评估

1）必复查项目

实验室检查

- 血细胞分析、尿液检查
- 血生化（肝功能、肾功能、血脂、电解质、血糖、血氨）
- 内分泌检查（泌乳素）
- 血药浓度

电生理检查

- 心电图

2）可选项目

根据患者具体疾病情况请相关科室会诊意见选择相应检查。

（3）心理测量评估

1）必选项目

症状评估

- 临床疗效总评量表-病情严重程度（CGI-SI）
- 临床疗效总评量表-疗效总评（CGI-GI）
- Young 躁狂评定量表（YMRS）/ 或 Bech-Rafaelsen 躁狂量表（BRMS）
- 阳性与阴性症状量表（PANSS）
- 汉密尔顿抑郁量表（HAMD）/ 或蒙哥马利抑郁量表（MADRS）
- 汉密尔顿焦虑量表（HAMA）
- Zung 抑郁自评量表（SDS）
- Zung 焦虑自评量表（SAS）

药物副作用评估

- 治疗时出现的症状量表（TESS）/ 或 UKU 副作用量表（UKU）
- 亚利桑那性体验量表（ASEX）

2）可选项目

症状评估

- 阴性症状量表（SANS）
- 阳性症状量表（SAPS）
- Krawiecka 症状量表
- 简明精神病评定量表（BPRS）
- 9 条目简易患者健康问卷（PHQ-9）

- Beck 抑郁问卷（BDI）
- 快速抑郁症症状自评问卷（QIDS-SR）
- 老年抑郁量表（GDS）
- 爱丁堡产后抑郁量表（EPDS）
- 康奈尔健康问卷
- 疲劳严重程度量表
- 匹兹堡睡眠质量指数表
- 睡眠个人信念与态度量表
- 失眠严重指数表
- Epworth 嗜睡量表

药物副作用评估

- Simpson 锥体外系副作用评定量表（RSESE）
- Barnes 静坐不能量表（BASR）
- 不自主运动量表（AIMS）
- 迟发性运动障碍评定量表（TDRS）

5. 出院前 1～2 天（距上次评估 4 天以上）

（1）安全风险评估

1）责任人：住院医师、责任护士。

2）内容

- 自杀风险评估（自杀风险及危险因素评估）
- 攻击风险评估（攻击风险及危险因素评估）
- 外走风险评估（外走风险及危险因素评估）

注：如患者存在严重的自杀、攻击风险，需加评哥伦比亚自杀严重程度评定量表（C-SSRS）及 Barratt 冲动量表。

（2）躯体健康评估

根据患者具体躯体疾病情况做相应评估。

（3）心理测量评估

1）必选项目

症状评估

- 临床疗效总评量表-病情严重程度（CGI-SI）
- 临床疗效总评量表-疗效总评（CGI-GI）
- Young 躁狂评定量表（YMRS）/或 Bech-Rafaelsen 躁狂量表（BRMS）

- 阳性与阴性症状量表（PANSS）
- 汉密尔顿抑郁量表（HAMD）/或蒙哥马利抑郁量表（MADRS）
- 汉密尔顿焦虑量表（HAMA）
- Zung 抑郁自评量表（SDS）
- Zung 焦虑自评量表（SAS）

依从性评估

- 药物依从性评定量表（MARS）

社会功能评估

- 功能大体评定量表（GAF）
- 社会功能缺陷筛选量表（SDSS）
- 日常生活能力量表（ADL）

药物副作用评估

- 治疗时出现的症状量表（TESS）/或 UKU 副作用量表（UKU）
- 亚利桑那性体验量表（ASEX）

自知力评估

- 自知力与治疗态度问卷（ITAQ）
- 自知力评定量表（SAUND）

2）可选项目

症状评估

- 阴性症状量表（SANS）
- 阳性症状量表（SAPS）
- Krawiecka 症状量表
- 简明精神病评定量表（BPRS）
- 9 条目简易患者健康问卷（PHQ-9）
- Beck 抑郁问卷（BDI）
- 快速抑郁症症状自评问卷（QIDS-SR）
- 老年抑郁量表（GDS）
- 爱丁堡产后抑郁量表（EPDS）
- 康奈尔健康问卷
- 疲劳严重程度量表
- 匹兹堡睡眠质量指数表
- 睡眠个人信念与态度量表

- 失眠严重指数表
- Epworth 嗜睡量表

药物副作用评估

- Simpson 锥体外系副作用评定量表（RSESE）
- Barnes 静坐不能量表（BASR）
- 不自主运动量表（AIMS）
- 迟发性运动障碍评定量表（TDRS）

（三）治疗方案

1. 简述依据

（1）根据国内外双相情感障碍防治指南—《CANMAT 指南（2013）》（加拿大心境和焦虑治疗指导组/国际双相障碍学会（CANMET/ISBD）)、《中国双相障碍防治指南防治指南》（第 2 版）（于欣、方怡儒主编）；

（2）结合国内外双相情感障碍障碍诊疗规范、循证医学证据以及临床实践等；

（3）制订综合、个体化的治疗方案。

2. 入径 0～3 天

治疗方案制定，主要包括以下四个方面。

（1）药物治疗：药物治疗包括情感稳定剂、抗精神病药物、改善脑功能药物及其他辅助药物等以下几个方面：

1）情感稳定剂、抗精神病药物的选择

A 级推荐药物

单用：锂盐、丙戊酸盐、奥氮平、利培酮、喹硫平、阿立哌唑、齐拉西酮、阿塞那平、帕利哌酮、氟哌啶醇、氯丙嗪、氯氮平

合用：（在锂盐/丙戊酸盐基础上）：奥氮平、利培酮、喹硫平、阿立哌唑、阿塞那平、苯二氮䓬类；或锂盐+丙戊酸盐

B 级推荐药物

单用：卡马西平

合用：锂盐+卡马西平；或上述基础上加用苯二氮䓬类

2）改善脑功能药物的选择

常用药物

a. 改善脑循环为主的药物；

b. 保护、营养及修复脑神经药物；

c. 改善自主神经功能、免疫调节药物。

3）其他辅助药物

a. 伴焦虑症状、睡眠问题的患者，可酌情加用 5-HT1A 受体激动剂、苯二氮䓬类或其他镇静催眠药物（此类药物应在患者睡眠和焦虑等症状缓解后逐渐停用）；

b. 中药：根据患者伴发症状可酌情配合使用镇静安神等中药；

c. 其他药物：伴有肝损伤患者可合并使用保肝药物治疗等。

（2）心理治疗的选择：心理治疗；心理教育；家庭焦点治疗（FFT）；沟通技能训练；问题解决技能训练；认知行为治疗（CBT）；人际和社会节律治疗（IPSRT）。

（3）物理治疗

1）首选重复经颅磁刺激治疗；

2）脑电生物反馈治疗、脑反射治疗、脑电治疗、智能电针治疗、迷走神经刺激疗法等。

（4）康复治疗

1）工娱治疗、特殊工娱治疗、松弛治疗、音乐治疗、漂浮治疗、感觉统合治疗；

2）有氧训练、文体训练、引导式教育训练、作业疗法、听力整合及语言训练、经络氧疗法等。

3. 住院期治疗方案的执行

（1）药物治疗

1）常规治疗：按照入院治疗方案，1 周末调整药物剂量到平均有效治疗剂量，2 周末调整剂量到最大有效治疗剂量。

2）换用治疗：执行换药治疗方案。

（2）心理治疗

1）个体、家庭心理治疗：每周 1～2 次；

2）团体心理治疗：每周 3～5 次；

3）放松训练：工作日每天 1 次。

（3）物理治疗：按物理治疗疗程执行。

（4）康复治疗：工作日每天 1 次。

4. 出院前一天、出院当天治疗方案的确定

（1）出院前一天治疗方案

1）药物治疗：维持药物治疗剂量。

2）心理治疗：出院家庭心理治疗，安排出院医嘱，提高出院治疗依从性。

3）物理治疗：视可继续住院期物理治疗。

（2）出院当天治疗方案

1）药物治疗：执行出院时治疗剂量。

2）心理治疗：预约心理治疗，每周 1 次。

3）物理治疗：预约物理治疗。

（3）入门诊急性期诊疗流程，执行出院门诊急性期治疗方案

（四）出院标准

根据既往双相情感障碍临床路径实施情况分析及目前双相情感障碍循证医学证据得出。

1. 安全风险评估 自杀风险评估、攻击风险评估、外走风险评估患者无明显自杀、攻击、外走风险。

2. 疗效标准 患者病情稳定，明显好转（症状量表评估与基线相比症状评估减分率≥50%）。

3. 药物副作用 药物不良反应评估无药物不良反应，或是存在常见可耐受药物不良反应。

4. 自知力 患者自知力完整或是恢复中，能院外继续坚持服药治疗。

5. 社会功能 患者社会功能完整，或是轻度受损。

（五）标准住院日

根据既往双相情感障碍临床路径实施情况分析及目前双相情感障碍循证医学证据得出。

标准住院日≤28 天。

（六）参考费用标准

根据既往双相情感障碍临床路径实施情况分析及目前双相情感障碍循证医学证据得出。

12000～18000 元。

（七）变异监测、记录与分析

1. 患者和家属因素

（1）患者住院期间发现其他躯体疾病需增加检查或治疗费用，但不需要改变原治疗方案；

（2）患者或家属无理由拒绝执行路径中规定的相关检查、检验或治疗项目，但不需要改变原治疗方案；

（3）患者或家属要求推迟出院，导致住院时间延长或增加住院费用；

（4）患者因敏感体质致使加药缓慢或换药导致住院时间延长或增加住院费用；

（5）患者因疗效差换药导致住院时间延长或增加住院费用；

（6）患者因敏感体质换药导致住院时间延长或增加住院费用；

（7）患者检查中出现有临床意义的异常检查结果，需要复查或明确异常原因，但不需要改变原治疗方案，导致住院时间延长或增加住院费用；

（8）其他。

2. 医务人员因素

（1）因医护原因出现治疗延迟；

（2）因医护原因执行医嘱延迟；

（3）因医护原因会诊延迟；

（4）其他。

3. 系统因素

（1）因系统因素导致检查（验）延迟；

（2）因系统因素导致检查（验）报告延迟；

（3）周末及节假日不能检查；

（4）周末及节假日特殊治疗；

（5）设备故障；

（6）其他。

（八）出径

1. 患者出现了严重的并发症，需要改变原治疗方案；

2. 患者要求出院、转院或改变治疗方式；

3. 患者症状或病情发生变化需要更改诊断；

4. 因诊断有误而需要更改诊断；

5. 患者住院日延长超过 7 天；

6. 其他因素。

二、双相情感障碍抑郁发作临床路径

（一）入径标准

1. 适合对象

（1）诊断标准：第一诊断为 F31.3 双相情感障碍，目前为轻度或中度抑郁；F31.4 双相情感障碍，目前为不伴精神病性症状的重度抑郁发作。

（2）排除标准：系统规范药物治疗 4～6 周无效（与基线相比症状评估减分率≤30%）；伴兴奋躁动、冲动攻击及外走行为，或有潜在攻击冲动、外走风险且不能配合治疗的患者；有自伤自杀行为（近 1 个月内），或强烈的自杀观念（自杀观念单项评分≥2）且不能配合治疗的患者。

伴躯体疾病住院期间需要继续治疗。

2. 诊断依据　符合《国际精神与行为障碍分类》（第 10 版）（ICD-10：世界卫生组织委托中华人民共和国卫生部编著，人民卫生出版社）有关双相情感障碍的诊断标准。

（二）评估方案

1. 入径第 1 天

（1）安全风险评估

1）责任人：住院医师、责任护士。

2）内容

● 自杀风险评估（自杀风险及危险因素评估）

● 攻击风险评估（攻击风险及危险因素评估）

● 外走风险评估（外走风险及危险因素评估）

注：如患者存在严重的自杀、攻击风险，需加评哥伦比亚自杀严重程度评定量表（C-SSRS）及 Barratt 冲动量表。

（2）躯体健康评估

1）必查项目

实验室检查

● 血细胞分析、尿液检查、粪便常规

- 血生化（肝功能、肾功能、血脂、电解质、血糖、血氨、凝血系列、心肌酶、肌钙蛋白）
- 内分泌检查（甲状腺功能系列、性激素系列）
- 感染性疾病筛查（甲、乙、丙、戊肝，梅毒，HIV）
- 血药浓度

电生理检查

- 心电图
- 脑电图/脑电地形图
- 诱发电位

影像检查

- 腹部 B 超
- 胸部正位片
- 头颅 CT

2）可选项目

根据患者具体疾病情况或相关科室会诊意见选择相应的检查。

（3）心理测量评估

1）必查项目

症状评估

- 临床疗效总评量表-病情严重程度（CGI-SI）
- 临床疗效总评量表-疗效总评（CGI-GI）
- Young 躁狂评定量表（YMRS）/ 或 Bech-Rafaelsen 躁狂量表（BRMS）
- 躁狂或轻躁狂自评问卷/心境障碍问卷（MDQ）/ 或轻躁狂症状清单（HCL-32）
- 双相谱系诊断量表（BSDS）
- 阳性与阴性症状量表（PANSS）
- 汉密尔顿抑郁量表（HAMD）/ 或蒙哥马利抑郁量表（MADRS）
- 汉密尔顿焦虑量表（HAMA）
- Zung 抑郁自评量表（SDS）
- Zung 焦虑自评量表（SAS）

社会功能评估

- 功能大体评定量表（GAF）
- 社会功能缺陷筛选量表（SDSS）
- 日常生活能力量表（ADL）

药物副作用评估

- 治疗时出现的症状量表（TESS）/ 或 UKU 副作用量表（UKU）
- 亚利桑那性体验量表（ASEX）

依从性评估

- 药物依从性评定量表（MARS）

社会心理因素评估

- 生活事件量表（LES）
- 家庭环境量表（FES）
- 社会支持评定量表（SSRS）
- 防御方式问卷（DSQ）

认知评估

- RBANS 测查表
- Stroop 测查表
- 威斯康星卡片分类测验表 （WCST）
- 韦氏成人智力量表（WAIS）
- 韦氏记忆量表

自知力评估

- 自知力与治疗态度问卷（ITAQ）
- 自知力评定量表（SAUND）

人格评估

- 艾森克人格问卷（EPQ）

2）可选项目

一般心理健康评估

- 一般健康问卷（GHQ）
- 90 项症状清单（SCL-90）

症状评估

- 阴性症状量表（SANS）
- 阳性症状量表（SAPS）
- Krawiecka 症状量表
- 简明精神病评定量表（BPRS）
- 9 条目简易患者健康问卷（PHQ-9）
- Beck 抑郁问卷（BDI）

- 快速抑郁症症状自评问卷（QIDS-SR）
- 老年抑郁量表（GDS）
- 爱丁堡产后抑郁量表（EPDS）
- 康奈尔健康问卷
- 疲劳严重程度量表
- 匹兹堡睡眠质量指数表
- 睡眠个人信念与态度量表
- 失眠严重指数表
- Epworth 嗜睡量表

社会功能评估

- 功能缺陷评定量表（WHO DAS-Ⅱ）
- 个人和社会功能量表（PSP）
- 生活质量量表（SF-12）

药物副作用评估

- Simpson 锥体外系副作用评定量表（RSESE）
- Barnes 静坐不能量表（BASR）
- 不自主运动量表（AIMS）
- 迟发性运动障碍评定量表（TDRS）

社会心理因素评估

- 自尊量表（SES）
- 婚姻关系类型问卷
- 儿童期创伤问卷（CTQ）

认知评估

- 精神分裂症认知功能成套测验（MCCB）
- 认知偏差问卷（CBQ）

人格评估

- 明尼苏达多相个性调查表（MMPI-2）
- 卡特尔 16 种人格因素问卷（16-PF）
- 人格诊断问卷（DPQ-4）

2. 入径第 2 天

（1）安全风险评估

1）责任人：住院医师、责任护士。

2）内容

- 自杀风险评估（自杀风险及危险因素评估）
- 攻击风险评估（攻击风险及危险因素评估）
- 外走风险评估（外走风险及危险因素评估）

注：如患者存在严重的自杀、攻击风险，需加评哥伦比亚自杀严重程度评定量表（C-SSRS）及 Barratt 冲动量表。

（2）动态临床评估

包括查房对病情评估及根据躯体检查结果对躯体健康的评估，必要时请相关科室会诊。

3. 入径第 3 天

（1）安全风险评估

1）责任人：住院医师、责任护士。

2）内容

- 自杀风险评估（自杀风险及危险因素评估）
- 攻击风险评估（攻击风险及危险因素评估）
- 外走风险评估（外走风险及危险因素评估）

注：如患者存在严重的自杀、攻击风险，需加评哥伦比亚自杀严重程度评定量表（C-SSRS）及 Barratt 冲动量表。

（2）动态临床评估

包括查房对病情评估及根据躯体检查结果对躯体健康的评估，必要时请相关科室会诊。

4. 入径第 1～n 周末

（1）安全风险评估

1）责任人：住院医师、责任护士。

2）内容

- 自杀风险评估（自杀风险及危险因素评估）
- 攻击风险评估（攻击风险及危险因素评估）
- 外走风险评估（外走风险及危险因素评估）

注：如患者存在严重的自杀、攻击风险，需加评哥伦比亚自杀严重程度评定量表（C-SSRS）及 Barratt 冲动量表。

（2）躯体健康评估

1）必复查项目

实验室检查

- 血细胞分析、尿液检查
- 血生化（肝功能、肾功能、血脂、电解质、血糖、血氨）
- 内分泌检查（泌乳素）
- 血药浓度

电生理检查

- 心电图

2）可选项目

根据患者具体疾病情况请相关科室会诊意见选择相应检查。

（3）心理测量评估

1）必选项目

症状评估

- 临床疗效总评量表-病情严重程度（CGI-SI）
- 临床疗效总评量表-疗效总评（CGI-GI）
- Young 躁狂评定量表（YMRS）/ 或 Bech-Rafaelsen 躁狂量表（BRMS）
- 阳性与阴性症状量表（PANSS）
- 汉密尔顿抑郁量表（HAMD）/ 或蒙哥马利抑郁量表（MADRS）
- 汉密尔顿焦虑量表（HAMA）
- Zung 抑郁自评量表（SDS）
- Zung 焦虑自评量表（SAS）

药物副作用评估

- 治疗时出现的症状量表（TESS）/ 或 UKU 副作用量表（UKU）
- 亚利桑那性体验量表（ASEX）

2）可选项目

症状评估

- 阴性症状量表（SANS）
- 阳性症状量表（SAPS）
- Krawiecka 症状量表
- 简明精神病评定量表（BPRS）
- 9 条目简易患者健康问卷（PHQ-9）

- Beck 抑郁问卷（BDI）
- 快速抑郁症症状自评问卷（QIDS-SR）
- 老年抑郁量表（GDS）
- 爱丁堡产后抑郁量表（EPDS）
- 康奈尔健康问卷
- 疲劳严重程度量表
- 匹兹堡睡眠质量指数表
- 睡眠个人信念与态度量表
- 失眠严重指数表
- Epworth 嗜睡量表

药物副作用评估

- Simpson 锥体外系副作用评定量表（RSESE）
- Barnes 静坐不能量表（BASR）
- 不自主运动量表（AIMS）
- 迟发性运动障碍评定量表（TDRS）

5. 出院前 1～2 天（距上次评估 4 天以上）

（1）安全风险评估

1）责任人：住院医师、责任护士。

2）内容

- 自杀风险评估（自杀风险及危险因素评估）
- 攻击风险评估（攻击风险及危险因素评估）
- 外走风险评估（外走风险及危险因素评估）

注：如患者存在严重的自杀、攻击风险，需加评哥伦比亚自杀严重程度评定量表（C-SSRS）及 Barratt 冲动量表。

（2）躯体健康评估

根据患者具体躯体疾病情况做相应评估。

（3）心理测量评估

1）必选项目

症状评估

- 临床疗效总评量表-病情严重程度（CGI-SI）
- 临床疗效总评量表-疗效总评（CGI-GI）
- Young 躁狂评定量表（YMRS）/ 或 Bech-Rafaelsen 躁狂量表（BRMS）

- 阳性与阴性症状量表（PANSS）
- 汉密尔顿抑郁量表（HAMD）/或蒙哥马利抑郁量表（MADRS）
- 汉密尔顿焦虑量表（HAMA）
- Zung 抑郁自评量表（SDS）
- Zung 焦虑自评量表（SAS）

依从性评估
- 药物依从性评定量表（MARS）

社会功能评估
- 功能大体评定量表（GAF）
- 社会功能缺陷筛选量表（SDSS）
- 日常生活能力量表（ADL）

药物副作用评估
- 治疗时出现的症状量表（TESS）/或 UKU 副作用量表（UKU）
- 亚利桑那性体验量表（ASEX）

自知力评估
- 自知力与治疗态度问卷（ITAQ）
- 自知力评定量表（SAUND）

2）可选项目
症状评估
- 阴性症状量表（SANS）
- 阳性症状量表（SAPS）
- Krawiecka 症状量表
- 简明精神病评定量表（BPRS）
- 9 条目简易患者健康问卷（PHQ-9）
- Beck 抑郁问卷（BDI）
- 快速抑郁症症状自评问卷（QIDS-SR）
- 老年抑郁量表（GDS）
- 爱丁堡产后抑郁量表（EPDS）
- 康奈尔健康问卷
- 疲劳严重程度量表
- 匹兹堡睡眠质量指数表
- 睡眠个人信念与态度量表

- 失眠严重指数表
- Epworth 嗜睡量表

药物副作用评估

- Simpson 锥体外系副作用评定量表（RSESE）
- Barnes 静坐不能量表（BASR）
- 不自主运动量表（AIMS）
- 迟发性运动障碍评定量表（TDRS）

（三）治疗方案

1. 简述依据

（1）根据国内外双相情感障碍防治指南—《CANMAT 指南（2013）》（加拿大心境和焦虑治疗指导组/国际双相障碍学会（CANMET/ISBD）)、《中国双相障碍防治指南防治指南》（第 2 版）（于欣、方怡儒主编）；

（2）结合国内外双相情感障碍诊疗规范、循证医学证据以及临床实践等；

（3）制订综合、个体化的治疗方案

2. 入径 0～3 天

治疗方案制定，主要包括以下四个方面。

（1）药物治疗：药物治疗包括情感稳定剂、改善脑功能药物、抗抑郁药物及其他辅助药物等以下几个方面：

1）情感稳定剂的选择

A 级推荐药物

单用：喹硫平（双相Ⅱ型），奥氮平

合用：锂盐+拉莫三嗪

B 级推荐药物

单用：锂盐，拉莫三嗪，丙戊酸盐

合用：奥氮平+氟西汀，锂盐+丙戊酸盐，锂盐/丙戊酸盐+喹硫平，锂盐/丙戊酸盐+安非他酮

2）改善脑功能药物的选择

常用药物

- 改善脑循环为主的药物；
- 保护、营养及修复脑神经药物；
- 改善自主神经功能、免疫调节药物；

3）抗抑郁药物的使用

● 在情感稳定剂基础上使用抗抑郁药物；

● 文拉法辛和三环类等去甲肾上腺素选择性高的抗抑郁剂，因存在更高的转躁风险，不作推荐。

4）其他辅助药物

● 伴焦虑症状、睡眠问题的患者，可酌情加用 5-HT1A 受体激动剂、苯二氮䓬类或其他镇静催眠药物（此类药物应在患者睡眠和焦虑等症状缓解后逐渐停用）；

● 中药：根据患者伴发症状可酌情配合使用镇静安神等中药；

● 其他药物：伴有肝损伤患者可合并使用保肝药物治疗等。

（2）心理治疗的选择

心理治疗；心理教育；家庭焦点治疗（FFT）；沟通技能训练；问题解决技能训练；认知行为治疗（CBT）；人际和社会节律治疗（IPSRT）。

（3）物理治疗

1）首选重复经颅磁刺激治疗；

2）脑电生物反馈治疗、脑反射治疗、脑电治疗、智能电针治疗、迷走神经刺激疗法等。

（4）康复治疗

1）工娱治疗、特殊工娱治疗、松弛治疗、音乐治疗、漂浮治疗、感觉统合治疗；

2）有氧训练、文体训练、引导式教育训练、作业疗法、听力整合及语言训练、经络氧疗法等。

3. 住院期治疗方案的执行

（1）药物治疗

1）常规治疗：按照入院治疗方案，1 周末调整药物剂量到平均有效治疗剂量，2 周末调整剂量到最大有效治疗剂量。

2）换用治疗：执行换药治疗方案。

（2）心理治疗

1）个体、家庭心理治疗：每周 1～2 次；

2）团体心理治疗：每周 3～5 次；

3）放松训练：工作日每天 1 次。

（3）物理治疗：按物理治疗疗程执行。

（4）康复治疗：工作日每天 1 次。

4. 出院前一天、出院当天治疗方案的确定

（1）出院前一天治疗方案

1）药物治疗：维持药物治疗剂量。

2）心理治疗：出院家庭心理治疗，安排出院医嘱，提高出院治疗依从性。

3）物理治疗：视可继续住院期物理治疗。

（2）出院当天治疗方案

1）药物治疗：执行出院时治疗剂量。

2）心理治疗：预约心理治疗，每周 1 次。

3）物理治疗：预约物理治疗。

（3）入门诊急性期诊疗流程，执行出院门诊急性期治疗方案

（四）出院标准

根据既往双相情感障碍临床路径实施情况分析及目前双相情感障碍循证医学证据得出。

1. 安全风险评估　自杀风险评估、攻击风险评估、外走风险评估患者无明显自杀、攻击、外走风险。

2. 疗效标准　患者病情稳定，明显好转（症状量表评估与基线相比症状评估减分率≥50%）。

3. 药物副作用　药物不良反应评估无药物不良反应，或是存在常见可耐受药物不良反应。

4. 自知力　患者自知力完整或是恢复中，能院外继续坚持服药治疗。

5. 社会功能　患者社会功能完整，或是轻度受损。

（五）标准住院日

根据既往双相情感障碍临床路径实施情况分析及目前双相情感障碍循证医学证据得出。

标准住院日≤42 天。

（六）参考费用标准

根据既往双相情感障碍临床路径实施情况分析及目前双相情感障碍循证医学证据得出。

15000～20000 元。

（七）变异监测、记录与分析

1. 患者和家属因素

（1）患者住院期间发现其他躯体疾病需增加检查或治疗费用，但不需要改变原治疗方案；

（2）患者或家属无理由拒绝执行路径中规定的相关检查、检验或治疗项目，但不需要改变原治疗方案；

（3）患者或家属要求推迟出院，导致住院时间延长或增加住院费用；

（4）患者因敏感体质致使加药缓慢或换药导致住院时间延长或增加住院费用；

（5）患者因疗效差换药导致住院时间延长或增加住院费用；

（6）患者因敏感体质换药导致住院时间延长或增加住院费用；

（7）患者检查中出现有临床意义的异常检查结果，需要复查或明确异常原因，但不需要改变原治疗方案，导致住院时间延长或增加住院费用；

（8）其他。

2. 医务人员因素

（1）因医护原因出现治疗延迟；

（2）因医护原因执行医嘱延迟；

（3）因医护原因会诊延迟；

（4）其他。

3. 系统因素

（1）因系统因素导致检查（验）延迟；

（2）因系统因素导致检查（验）报告延迟；

（3）周末及节假日不能检查；

（4）周末及节假日特殊治疗；

（5）设备故障；

（6）其他。

（八）出径

1. 患者出现了严重的并发症，需要改变原治疗方案；

2. 患者要求出院、转院或改变治疗方式；

3. 患者症状或病情发生变化需要更改诊断；

4. 因诊断有误而需要更改诊断；

5. 患者住院日延长超过 7 天；

6. 其他因素。

三、疑难危重双相情感障碍临床路径

（一）入径标准

1. 适合对象

（1）诊断标准：第一诊断为：F30.1 躁狂，不伴精神病性症状；F30.2 躁狂，伴精神病性症状；F31.0 双相情感障碍，目前为轻躁狂；F31.1 双相情感障碍，目前为不伴有精神病性症状的躁狂发作；F31.2 双相情感障碍，目前为伴有精神病性症状的躁狂发作；F31.3 双相情感障碍，目前为轻度或中度抑郁；F31.4 双相情感障碍，目前为不伴精神病性症状的重度抑郁发作；F31.5 双相情感障碍，目前为伴精神病性症状的重度抑郁发作；F31.6 双相情感障碍，目前为混合状态；F31.9 双相情感障碍，未特定。

（2）系统规范药物治疗 4～6 周无效（与基线相比症状评估减分率≤30%）；伴兴奋躁动、冲动攻击及外走行为，或有潜在攻击冲动、外走风险且不能配合治疗的患者；有自伤自杀行为（近 1 个月内），或强烈的自杀观念（自杀观念单项评分≥2）且不能配合治疗的患者。

（3）排除标准：伴躯体疾病，住院期间需要继续治疗。

2. 诊断依据　符合《国际精神与行为障碍分类》（第 10 版）（ICD-10：世界卫生组织委托中华人民共和国卫生部编著，人民卫生出版社）有关双相情感障碍的诊断标准。

（二）评估方案

1. 入径第 1 天

（1）安全风险评估

1）责任人：住院医师、责任护士。

2）内容

● 自杀风险评估（自杀风险及危险因素评估）

● 攻击风险评估（攻击风险及危险因素评估）

● 外走风险评估（外走风险及危险因素评估）

注：如患者存在严重的自杀、攻击风险，需加评哥伦比亚自杀严重程度评定量表（C-SSRS）及 Barratt 冲动量表。

（2）躯体健康评估

1）必查项目

实验室检查

- 血细胞分析、尿液检查、粪便常规

- 血生化（肝功能、肾功能、血脂、电解质、血糖、血氨、凝血系列、心肌酶、肌钙蛋白）

- 内分泌检查（甲状腺功能系列、性激素系列）

- 感染性疾病筛查（甲、乙、丙、戊肝，梅毒，HIV）

- 血药浓度

电生理检查

- 心电图

- 脑电图/脑电地形图

- 诱发电位

影像检查

- 腹部 B 超

- 胸部正位片

- 头颅 CT

2）可选项目

根据患者具体疾病情况或相关科室会诊意见选择相应的检查。

（3）心理测量评估

1）必查项目

症状评估

- 临床疗效总评量表-病情严重程度（CGI-SI）

- 临床疗效总评量表-疗效总评（CGI-GI）

- Young 躁狂评定量表（YMRS）/ 或 Bech-Rafaelsen 躁狂量表（BRMS）

- 躁狂或轻躁狂自评问卷/心境障碍问卷（MDQ）/ 或轻躁狂症状清单（HCL-32）

- 双相谱系诊断量表（BSDS）

- 阳性与阴性症状量表（PANSS）

- 汉密尔顿抑郁量表（HAMD）/ 或蒙哥马利抑郁量表（MADRS）

- 汉密尔顿焦虑量表（HAMA）

- Zung 抑郁自评量表（SDS）

- Zung 焦虑自评量表（SAS）

社会功能评估

- 功能大体评定量表（GAF）
- 社会功能缺陷筛选量表（SDSS）
- 日常生活能力量表（ADL）

药物副作用评估

- 治疗时出现的症状量表（TESS）/ 或 UKU 副作用量表（UKU）
- 亚利桑那性体验量表（ASEX）

依从性评估

- 药物依从性评定量表（MARS）

社会心理因素评估

- 生活事件量表（LES）
- 家庭环境量表（FES）
- 社会支持评定量表（SSRS）
- 防御方式问卷（DSQ）

认知评估

- RBANS 测查表
- Stroop 测查表
- 威斯康星卡片分类测验表 （WCST）
- 韦氏成人智力量表（WAIS）
- 韦氏记忆量表

自知力评估

- 自知力与治疗态度问卷（ITAQ）
- 自知力评定量表（SAUND）

人格评估

- 艾森克人格问卷（EPQ）

2）可选项目

一般心理健康评估

- 一般健康问卷（GHQ）
- 90 项症状清单（SCL-90）

症状评估

- 阴性症状量表（SANS）
- 阳性症状量表（SAPS）

- Krawiecka 症状量表
- 简明精神病评定量表（BPRS）
- 9 条目简易患者健康问卷（PHQ-9）
- Beck 抑郁问卷（BDI）
- 快速抑郁症症状自评问卷（QIDS-SR）
- 老年抑郁量表（GDS）
- 爱丁堡产后抑郁量表（EPDS）
- 康奈尔健康问卷
- 疲劳严重程度量表
- 匹兹堡睡眠质量指数表
- 睡眠个人信念与态度量表
- 失眠严重指数表
- Epworth 嗜睡量表

社会功能评估

- 功能缺陷评定量表（WHO DAS-Ⅱ）
- 个人和社会功能量表（PSP）
- 生活质量量表（SF-12）

药物副作用评估

- Simpson 锥体外系副作用评定量表（RSESE）
- Barnes 静坐不能量表（BASR）
- 不自主运动量表（AIMS）
- 迟发性运动障碍评定量表（TDRS）

社会心理因素评估

- 自尊量表（SES）
- 婚姻关系类型问卷
- 儿童期创伤问卷（CTQ）

认知评估

- 精神分裂症认知功能成套测验（MCCB）
- 认知偏差问卷（CBQ）

人格评估

- 明尼苏达多相个性调查表（MMPI-2）
- 卡特尔 16 种人格因素问卷（16-PF）

- 人格诊断问卷（DPQ-4）

2. 入径第 2 天

（1）安全风险评估

1）责任人：住院医师、责任护士。

2）内容

- 自杀风险评估（自杀风险及危险因素评估）
- 攻击风险评估（攻击风险及危险因素评估）
- 外走风险评估（外走风险及危险因素评估）

注：如患者存在严重的自杀、攻击风险，需加评哥伦比亚自杀严重程度评定量表（C-SSRS）及 Barratt 冲动量表。

（2）动态临床评估

包括查房对病情评估及根据躯体检查结果对躯体健康的评估，必要时请相关科室会诊。

3. 入径第 3 天

（1）安全风险评估

1）责任人：住院医师、责任护士。

2）内容

- 自杀风险评估（自杀风险及危险因素评估）
- 攻击风险评估（攻击风险及危险因素评估）
- 外走风险评估（外走风险及危险因素评估）

注：如患者存在严重的自杀、攻击风险，需加评哥伦比亚自杀严重程度评定量表（C-SSRS）及 Barratt 冲动量表。

（2）动态临床评估

包括查房对病情评估及根据躯体检查结果对躯体健康的评估，必要时请相关科室会诊。

4. 入径第 1～n 周末

（1）安全风险评估

1）责任人：住院医师、责任护士。

2）内容

- 自杀风险评估（自杀风险及危险因素评估）
- 攻击风险评估（攻击风险及危险因素评估）
- 外走风险评估（外走风险及危险因素评估）

注：如患者存在严重的自杀、攻击风险，需加评哥伦比亚自杀严重程度评定量表（C-SSRS）及 Barratt 冲动量表。

（2）躯体健康评估

1）必复查项目

实验室检查

- 血细胞分析、尿液检查
- 血生化（肝功能、肾功能、血脂、电解质、血糖、血氨）
- 内分泌检查（泌乳素）
- 血药浓度

电生理检查

- 心电图

2）可选项目

根据患者具体疾病情况请相关科室会诊意见选择相应检查。

（3）心理测量评估

1）必选项目

症状评估

- 临床疗效总评量表-病情严重程度（CGI-SI）
- 临床疗效总评量表-疗效总评（CGI-GI）
- Young 躁狂评定量表（YMRS）/ 或 Bech-Rafaelsen 躁狂量表（BRMS）
- 阳性与阴性症状量表（PANSS）
- 汉密尔顿抑郁量表（HAMD）/ 或蒙哥马利抑郁量表（MADRS）
- 汉密尔顿焦虑量表（HAMA）
- Zung 抑郁自评量表（SDS）
- Zung 焦虑自评量表（SAS）

药物副作用评估

- 治疗时出现的症状量表（TESS）/ 或 UKU 副作用量表（UKU）
- 亚利桑那性体验量表（ASEX）

2）可选项目

症状评估

- 阴性症状量表（SANS）
- 阳性症状量表（SAPS）
- Krawiecka 症状量表

- 简明精神病评定量表（BPRS）
- 9 条目简易患者健康问卷（PHQ-9）
- Beck 抑郁问卷（BDI）
- 快速抑郁症症状自评问卷（QIDS-SR）
- 老年抑郁量表（GDS）
- 爱丁堡产后抑郁量表（EPDS）
- 康奈尔健康问卷
- 疲劳严重程度量表
- 匹兹堡睡眠质量指数表
- 睡眠个人信念与态度量表
- 失眠严重指数表
- Epworth 嗜睡量表

药物副作用评估

- Simpson 锥体外系副作用评定量表（RSESE）
- Barnes 静坐不能量表（BASR）
- 不自主运动量表（AIMS）
- 迟发性运动障碍评定量表（TDRS）

5. 出院前 1～2 天（距上次评估 4 天以上）

（1）安全风险评估

1）责任人：住院医师、责任护士。

2）内容

- 自杀风险评估（自杀风险及危险因素评估）
- 攻击风险评估（攻击风险及危险因素评估）
- 外走风险评估（外走风险及危险因素评估）

注：如患者存在严重的自杀、攻击风险，需加评哥伦比亚自杀严重程度评定量表（C-SSRS）及 Barratt 冲动量表。

（2）躯体健康评估

根据患者具体躯体疾病情况做相应评估。

（3）心理测量评估

1）必选项目

症状评估

- 临床疗效总评量表-病情严重程度（CGI-SI）

- 临床疗效总评量表-疗效总评（CGI-GI）
- Young 躁狂评定量表（YMRS）/ 或 Bech-Rafaelsen 躁狂量表（BRMS）
- 阳性与阴性症状量表（PANSS）
- 汉密尔顿抑郁量表（HAMD）/ 或蒙哥马利抑郁量表（MADRS）
- 汉密尔顿焦虑量表（HAMA）
- Zung 抑郁自评量表（SDS）
- Zung 焦虑自评量表（SAS）

依从性评估

- 药物依从性评定量表（MARS）

社会功能评估

- 功能大体评定量表（GAF）
- 社会功能缺陷筛选量表（SDSS）
- 日常生活能力量表（ADL）

药物副作用评估

- 治疗时出现的症状量表（TESS）/ 或 UKU 副作用量表（UKU）
- 亚利桑那性体验量表（ASEX）

自知力评估

- 自知力与治疗态度问卷（ITAQ）
- 自知力评定量表（SAUND）

2）可选项目

症状评估

- 阴性症状量表（SANS）
- 阳性症状量表（SAPS）
- Krawiecka 症状量表
- 简明精神病评定量表（BPRS）
- 9 条目简易患者健康问卷（PHQ-9）
- Beck 抑郁问卷（BDI）
- 快速抑郁症症状自评问卷（QIDS-SR）
- 老年抑郁量表（GDS）
- 爱丁堡产后抑郁量表（EPDS）
- 康奈尔健康问卷
- 疲劳严重程度量表

- 匹兹堡睡眠质量指数表
- 睡眠个人信念与态度量表
- 失眠严重指数表
- Epworth 嗜睡量表

药物副作用评估

- Simpson 锥体外系副作用评定量表（RSESE）
- Barnes 静坐不能量表（BASR）
- 不自主运动量表（AIMS）
- 迟发性运动障碍评定量表（TDRS）

（三）治疗方案

1. 简述依据

（1）根据国内外双相情感障碍防治指南—《CANMAT 指南（2013）》（加拿大心境和焦虑治疗指导组/国际双相障碍学会（CANMET/ISBD））、《中国双相障碍防治指南防治指南》（第 2 版）（于欣、方怡儒主编）；

（2）结合国内外双相情感障碍诊疗规范、循证医学证据以及临床实践等；

（3）制订综合、个体化的治疗方案。

2. 入径 0～3 天

治疗方案制定，主要包括以下四个方面。

（1）药物治疗：药物治疗包括情感稳定剂、改善脑功能药物、抗抑郁药物及其他辅助药物等以下几个方面：

1）情感稳定剂的选择

急性躁狂发作药物选择

A 级推荐药物

合用：（在锂盐/丙戊酸盐基础上）：奥氮平、利培酮、喹硫平、阿立哌唑、阿塞那平、苯二氮䓬类；或锂盐+丙戊酸盐

B 级推荐药物

合用：锂盐+卡马西平；或上述基础上加用苯二氮䓬类

急性抑郁发作药物选择：

A 级推荐药物

合用：锂盐+拉莫三嗪

B 级推荐药物

合用：奥氮平+氟西汀，锂盐+丙戊酸盐，锂盐/丙戊酸盐+喹硫平，锂盐/丙戊酸盐+安非他酮

2）改善脑功能药物的选择

常用药物

● 改善脑循环为主的药物；

● 保护、营养及修复脑神经药物；

● 改善自主神经功能、免疫调节药物；

3）抗抑郁药物的使用

● 在情感稳定剂基础上使用抗抑郁药物；

● 文拉法辛和三环类等去甲肾上腺素选择性高的抗抑郁剂，因存在更高的转躁风险，不作推荐。

4）其他辅助药物

● 伴焦虑症状、睡眠问题的患者，可酌情加用 5-HT1A 受体激动剂、苯二氮䓬类或其他镇静催眠药物（此类药物应在患者睡眠和焦虑等症状缓解后逐渐停用）；

● 中药：根据患者伴发症状可酌情配合使用镇静安神等中药；

● 其他药物：伴有肝损伤患者可合并使用保肝药物治疗等。

（2）心理治疗的选择

心理治疗；心理教育；家庭焦点治疗（FFT）；沟通技能训练；问题解决技能训练；认知行为治疗（CBT）；人际和社会节律治疗（IPSRT）。

（3）物理治疗

1）首选 MECT 治疗；

2）脑电生物反馈治疗、脑反射治疗、脑电治疗、智能电针治疗、迷走神经刺激疗法等。

（4）康复治疗

1）工娱治疗、特殊工娱治疗、松弛治疗、音乐治疗、漂浮治疗、感觉统合治疗；

2）有氧训练、文体训练、引导式教育训练、作业疗法、听力整合及语言训练、经络氧疗法等。

3. 住院期治疗方案的执行

（1）药物治疗

1）常规治疗：按照入院治疗方案，1周末调整药物剂量到平均有效治疗剂量，2周末调整剂量到最大有效治疗剂量。

2）换用治疗：执行换药治疗方案。

（2）心理治疗

1）个体、家庭心理治疗：每周 1~2 次；

2）团体心理治疗：每周 3~5 次；

3）放松训练：工作日每天 1 次。

（3）物理治疗：按物理治疗疗程执行。

（4）康复治疗：工作日每天 1 次。

4. 出院前一天、出院当天治疗方案的确定

（1）出院前一天治疗方案

1）药物治疗：维持药物治疗剂量。

2）心理治疗：出院家庭心理治疗，安排出院医嘱，提高出院治疗依从性。

3）物理治疗：视可继续住院期物理治疗。

（2）出院当天治疗方案

1）药物治疗：执行出院时治疗剂量。

2）心理治疗：预约心理治疗，每周 1 次。

3）物理治疗：预约物理治疗。

（3）入门诊急性期诊疗流程，执行出院门诊急性期治疗方案

（四）出院标准

根据既往双相情感障碍临床路径实施情况分析及目前双相情感障碍循证医学证据得出。

1. 安全风险评估　自杀风险评估、攻击风险评估、外走风险评估患者无明显自杀、攻击、外走风险。

2. 疗效标准　患者病情稳定，明显好转（症状量表评估与基线相比症状评估减分率≥50%）。

3. 药物副作用　药物不良反应评估无药物不良反应，或是存在常见可耐受药物不良反应。

4. 自知力　患者自知力完整或是恢复中，能院外继续坚持服药治疗。

5. 社会功能　患者社会功能完整，或是轻度受损。

（五）标准住院日

根据既往双相情感障碍临床路径实施情况分析及目前双相情感障碍循证医学证据得出。

标准住院日≤56 天。

（六）参考费用标准

根据既往双相情感障碍临床路径实施情况分析及目前双相情感障碍循证医学证据得出。

18 000～25 000 元。

（七）变异监测、记录与分析

1. 患者和家属因素

（1）患者住院期间发现其他躯体疾病需增加检查或治疗费用，但不需要改变原治疗方案；

（2）患者或家属无理由拒绝执行路径中规定的相关检查、检验或治疗项目，但不需要改变原治疗方案；

（3）患者或家属要求推迟出院，导致住院时间延长或增加住院费用；

（4）患者因敏感体质致使加药缓慢或换药导致住院时间延长或增加住院费用；

（5）患者因疗效差换药导致住院时间延长或增加住院费用；

（6）患者因敏感体质换药导致住院时间延长或增加住院费用；

（7）患者检查中出现有临床意义的异常检查结果，需要复查或明确异常原因，但不需要改变原治疗方案，导致住院时间延长或增加住院费用；

（8）其他。

2. 医务人员因素

（1）因医护原因出现治疗延迟；

（2）因医护原因执行医嘱延迟；

（3）因医护原因会诊延迟；

（4）其他。

3. 系统因素

（1）因系统因素导致检查（验）延迟；

（2）因系统因素导致检查（验）报告延迟；

（3）周末及节假日不能检查；

（4）周末及节假日特殊治疗；

（5）设备故障；

（6）其他。

（八）出径

1. 患者出现了严重的并发症，需要改变原治疗方案；

2. 患者要求出院、转院或改变治疗方式；

3. 患者症状或病情发生变化需要更改诊断；

4. 因诊断有误而需要更改诊断；

5. 患者住院日延长超过 7 天；

6. 其他因素。

四、伴躯体疾病双相情感障碍临床路径

（一）入径标准

1. 适合对象

（1）诊断标准

F30.0 轻躁狂；F30.1 躁狂，不伴精神病性症状；F30.2 躁狂，伴精神病性症状；F31.0 双相情感障碍，目前为轻躁狂；F31.1 双相情感障碍，目前为不伴有精神病性症状的躁狂发作；F31.2 双相情感障碍，目前为伴有精神病性症状的躁狂发作；F31.3 双相情感障碍，目前为轻度或中度抑郁；F31.4 双相情感障碍，目前为不伴精神病性症状的重度抑郁发作；F31.5 双相情感障碍，目前为伴精神病性症状的重度抑郁发作；F31.6 双相情感障碍，目前为混合状态；F31.9 双相情感障碍，未特定。

（2）伴躯体疾病，住院期间需要继续治疗。

2. 诊断依据　符合《国际精神与行为障碍分类》（第 10 版）（ICD-10：世界卫生组织委托中华人民共和国卫生部编著，人民卫生出版社）有关双相情感障碍的诊断标准。

（二）评估方案

1. 入径第 1 天

（1）安全风险评估

1）责任人：住院医师、责任护士。

2）内容

● 自杀风险评估（自杀风险及危险因素评估）

- 攻击风险评估（攻击风险及危险因素评估）
- 外走风险评估（外走风险及危险因素评估）

注：如患者存在严重的自杀、攻击风险，需加评哥伦比亚自杀严重程度评定量表（C-SSRS）及 Barratt 冲动量表。

（2）躯体健康评估

1）必查项目

实验室检查

- 血细胞分析、尿液检查、粪便常规
- 血生化（肝功能、肾功能、血脂、电解质、血糖、血氨、凝血系列、心肌酶、肌钙蛋白）
- 内分泌检查（甲状腺功能系列、性激素系列）
- 感染性疾病筛查（甲、乙、丙、戊肝，梅毒，HIV）
- 血药浓度

电生理检查

- 心电图
- 脑电图/脑电地形图
- 诱发电位

影像检查

- 腹部 B 超
- 胸部正位片
- 头颅 CT

2）可选项目

根据患者具体疾病情况或相关科室会诊意见选择相应的检查。

（3）心理测量评估

1）必查项目

症状评估

- 临床疗效总评量表-病情严重程度（CGI-SI）
- 临床疗效总评量表-疗效总评（CGI-GI）
- Young 躁狂评定量表（YMRS）/ 或 Bech-Rafaelsen 躁狂量表（BRMS）
- 躁狂或轻躁狂自评问卷/心境障碍问卷（MDQ）/ 或轻躁狂症状清单（HCL-32）
- 双相谱系诊断量表（BSDS）
- 阳性与阴性症状量表（PANSS）

- 汉密尔顿抑郁量表（HAMD）/或蒙哥马利抑郁量表（MADRS）
- 汉密尔顿焦虑量表（HAMA）
- Zung 抑郁自评量表（SDS）
- Zung 焦虑自评量表（SAS）

社会功能评估

- 功能大体评定量表（GAF）
- 社会功能缺陷筛选量表（SDSS）
- 日常生活能力量表（ADL）

药物副作用评估

- 治疗时出现的症状量表（TESS）/或 UKU 副作用量表（UKU）
- 亚利桑那性体验量表（ASEX）

依从性评估

- 药物依从性评定量表（MARS）

社会心理因素评估

- 生活事件量表（LES）
- 家庭环境量表（FES）
- 社会支持评定量表（SSRS）
- 防御方式问卷（DSQ）

认知评估

- RBANS 测查表
- Stroop 测查表
- 威斯康星卡片分类测验表 （WCST）
- 韦氏成人智力量表（WAIS）
- 韦氏记忆量表

自知力评估

- 自知力与治疗态度问卷（ITAQ）
- 自知力评定量表（SAUND）

人格评估

- 艾森克人格问卷（EPQ）

2）可选项目

一般心理健康评估

- 一般健康问卷（GHQ）

- 90 项症状清单（SCL-90）
- 症状评估
- 阴性症状量表（SANS）
- 阳性症状量表（SAPS）
- Krawiecka 症状量表
- 简明精神病评定量表（BPRS）
- 9 条目简易患者健康问卷（PHQ-9）
- Beck 抑郁问卷（BDI）
- 快速抑郁症症状自评问卷（QIDS-SR）
- 老年抑郁量表（GDS）
- 爱丁堡产后抑郁量表（EPDS）
- 康奈尔健康问卷
- 疲劳严重程度量表
- 匹兹堡睡眠质量指数表
- 睡眠个人信念与态度量表
- 失眠严重指数表
- Epworth 嗜睡量表

社会功能评估
- 功能缺陷评定量表（WHO DAS-Ⅱ）
- 个人和社会功能量表（PSP）
- 生活质量量表（SF-12）

药物副作用评估
- Simpson 锥体外系副作用评定量表（RSESE）
- Barnes 静坐不能量表（BASR）
- 不自主运动量表（AIMS）
- 迟发性运动障碍评定量表（TDRS）

社会心理因素评估
- 自尊量表（SES）
- 婚姻关系类型问卷
- 儿童期创伤问卷（CTQ）

认知评估
- 精神分裂症认知功能成套测验（MCCB）

- 认知偏差问卷（CBQ）

人格评估

- 明尼苏达多相个性调查表（MMPI-2）
- 卡特尔 16 种人格因素问卷（16-PF）
- 人格诊断问卷（DPQ-4）

2. 入径第 2 天

（1）安全风险评估

1）责任人：住院医师、责任护士。

2）内容

- 自杀风险评估（自杀风险及危险因素评估）
- 攻击风险评估（攻击风险及危险因素评估）
- 外走风险评估（外走风险及危险因素评估）

注：如患者存在严重的自杀、攻击风险，需加评哥伦比亚自杀严重程度评定量表（C-SSRS）及 Barratt 冲动量表。

（2）动态临床评估

包括查房对病情评估及根据躯体检查结果对躯体健康的评估，必要时请相关科室会诊。

3. 入径第 3 天

（1）安全风险评估

1）责任人：住院医师、责任护士。

2）内容

- 自杀风险评估（自杀风险及危险因素评估）
- 攻击风险评估（攻击风险及危险因素评估）
- 外走风险评估（外走风险及危险因素评估）

注：如患者存在严重的自杀、攻击风险，需加评哥伦比亚自杀严重程度评定量表（C-SSRS）及 Barratt 冲动量表。

（2）动态临床评估

包括查房对病情评估及根据躯体检查结果对躯体健康的评估，必要时请相关科室会诊。

4. 入径第 1～n 周末

（1）安全风险评估

1）责任人：住院医师、责任护士。

2）内容

- 自杀风险评估（自杀风险及危险因素评估）
- 攻击风险评估（攻击风险及危险因素评估）
- 外走风险评估（外走风险及危险因素评估）

注：如患者存在严重的自杀、攻击风险，需加评哥伦比亚自杀严重程度评定量表（C-SSRS）及 Barratt 冲动量表。

（2）躯体健康评估

1）必复查项目

实验室检查

- 血细胞分析、尿液检查
- 血生化（肝功能、肾功能、血脂、电解质、血糖、血氨）
- 内分泌检查（泌乳素）
- 血药浓度

电生理检查

- 心电图

2）可选项目

根据患者具体疾病情况请相关科室会诊意见选择相应检查。

（3）心理测量评估

1）必选项目

症状评估

- 临床疗效总评量表-病情严重程度（CGI-SI）
- 临床疗效总评量表-疗效总评（CGI-GI）
- Young 躁狂评定量表（YMRS）/ 或 Bech-Rafaelsen 躁狂量表（BRMS）
- 阳性与阴性症状量表（PANSS）
- 汉密尔顿抑郁量表（HAMD）/ 或蒙哥马利抑郁量表（MADRS）
- 汉密尔顿焦虑量表（HAMA）
- Zung 抑郁自评量表（SDS）
- Zung 焦虑自评量表（SAS）

药物副作用评估

- 治疗时出现的症状量表（TESS）/ 或 UKU 副作用量表（UKU）
- 亚利桑那性体验量表（ASEX）

2）可选项目

症状评估

- 阴性症状量表（SANS）
- 阳性症状量表（SAPS）
- Krawiecka 症状量表
- 简明精神病评定量表（BPRS）
- 9 条目简易患者健康问卷（PHQ-9）
- Beck 抑郁问卷（BDI）
- 快速抑郁症症状自评问卷（QIDS-SR）
- 老年抑郁量表（GDS）
- 爱丁堡产后抑郁量表（EPDS）
- 康奈尔健康问卷
- 疲劳严重程度量表
- 匹兹堡睡眠质量指数表
- 睡眠个人信念与态度量表
- 失眠严重指数表
- Epworth 嗜睡量表

药物副作用评估

- Simpson 锥体外系副作用评定量表（RSESE）
- Barnes 静坐不能量表（BASR）
- 不自主运动量表（AIMS）
- 迟发性运动障碍评定量表（TDRS）

5. 出院前 1～2 天（距上次评估 4 天以上）

（1）安全风险评估

1）责任人：住院医师、责任护士。

2）内容

- 自杀风险评估（自杀风险及危险因素评估）
- 攻击风险评估（攻击风险及危险因素评估）
- 外走风险评估（外走风险及危险因素评估）

注：如患者存在严重的自杀、攻击风险，需加评哥伦比亚自杀严重程度评定量表（C-SSRS）及 Barratt 冲动量表。

（2）躯体健康评估

根据患者具体躯体疾病情况做相应评估。

（3）心理测量评估

1）必选项目

症状评估

- 临床疗效总评量表-病情严重程度（CGI-SI）
- 临床疗效总评量表-疗效总评（CGI-GI）
- Young 躁狂评定量表（YMRS）/ 或 Bech-Rafaelsen 躁狂量表（BRMS）
- 阳性与阴性症状量表（PANSS）
- 汉密尔顿抑郁量表（HAMD）/ 或蒙哥马利抑郁量表（MADRS）
- 汉密尔顿焦虑量表（HAMA）
- Zung 抑郁自评量表（SDS）
- Zung 焦虑自评量表（SAS）

依从性评估

- 药物依从性评定量表（MARS）

社会功能评估

- 功能大体评定量表（GAF）
- 社会功能缺陷筛选量表（SDSS）
- 日常生活能力量表（ADL）

药物副作用评估

- 治疗时出现的症状量表（TESS）/ 或 UKU 副作用量表（UKU）
- 亚利桑那性体验量表（ASEX）

自知力评估

- 自知力与治疗态度问卷（ITAQ）
- 自知力评定量表（SAUND）

2）可选项目

症状评估

- 阴性症状量表（SANS）
- 阳性症状量表（SAPS）
- Krawiecka 症状量表
- 简明精神病评定量表（BPRS）
- 9 条目简易患者健康问卷（PHQ-9）

- Beck 抑郁问卷（BDI）
- 快速抑郁症症状自评问卷（QIDS-SR）
- 老年抑郁量表（GDS）
- 爱丁堡产后抑郁量表（EPDS）
- 康奈尔健康问卷
- 疲劳严重程度量表
- 匹兹堡睡眠质量指数表
- 睡眠个人信念与态度量表
- 失眠严重指数表
- Epworth 嗜睡量表

药物副作用评估

- Simpson 锥体外系副作用评定量表（RSESE）
- Barnes 静坐不能量表（BASR）
- 不自主运动量表（AIMS）
- 迟发性运动障碍评定量表（TDRS）

（三）治疗方案

1. 简述依据

（1）根据国内外双相情感障碍防治指南—《CANMAT 指南（2013）》（加拿大心境和焦虑治疗指导组/国际双相障碍学会（CANMET/ISBD））、《中国双相障碍防治指南防治指南》（第2版）（于欣、方怡儒主编）；

（2）结合国内外双相情感障碍诊疗规范、循证医学证据以及临床实践等；

（3）制订综合、个体化的治疗方案。

2. 入径 0～3 天

治疗方案制定，主要包括以下四个方面。

（1）药物治疗：药物治疗包括情感稳定剂、抗精神病药物、改善脑功能药物、抗抑郁药物及其他辅助药物等以下几个方面：

1）情感稳定剂、抗精神病药物、改善脑功能药物、抗抑郁药物及其他辅助药物：参照双相情感障碍轻躁狂发作、双相情感障碍抑郁发作、疑难危重双相情感障碍临床路径相关部分；

2）躯体疾病治疗：遵相关学科会诊意见检查治疗；

3）几种常见躯体疾病药物选择注意事项：

a. 伴有高血压、心脏病的患者：禁用 TCA 类药物，慎用 SNRI 类，同时需监测心率和血压；

b. 正在使用抗凝药物类药物的心脑血管疾病患者：慎用与抗凝药物（包括抗血小板）相互作用的药物；

c. 伴有痴呆、其他严重认知损伤、前列腺增生、闭角型青光眼的患者：慎用具有抗胆碱副作用的药物；

d. 伴有帕金森病患者：可选择具有多巴胺受体激动作用的药物；

e. 伴有癫痫及抽搐病史的患者：慎用可以降低癫痫阈值的药物，如安非他酮；

f. 伴有糖尿病及肥胖患者：慎用增加体重的药物；

g. 伴有睡眠呼吸暂停综合征的患者：尽可能选用镇静作用小的药物，谨慎选择镇静催眠药物，并应睡眠监测；

h. 正在接受抗反转录病毒药物治疗的患者：要特别注意圣约翰草的相互作用，可以降低抗病毒治疗效果；

i. 正在使用干扰素治疗的病毒性肝炎的患者：尽量选用对细胞色素 P450-2D6 同工酶影响小的药物治疗；

（2）心理治疗的选择

心理治疗；心理教育；家庭焦点治疗（FFT）；沟通技能训练；问题解决技能训练；认知行为治疗（CBT）；人际和社会节律治疗（IPSRT）。

（3）物理治疗

参照双相情感障碍轻躁狂发作、双相情感障碍抑郁发作、疑难危重双相情感障碍临床路径相关部分。

（4）康复治疗

1）工娱治疗、特殊工娱治疗、松弛治疗、音乐治疗、漂浮治疗、感觉统合治疗；

2）有氧训练、文体训练、引导式教育训练、作业疗法、听力整合及语言训练、经络氧疗法等。

3. 住院期治疗方案的执行

（1）药物治疗

1）常规治疗：按照入院治疗方案，根据躯体疾病及患者可耐受情况调整药物。

2）换用治疗：执行换药治疗方案。

（2）心理治疗

1）个体、家庭心理治疗：每周 1～2 次；

2）团体心理治疗：每周 3～5 次；

3）放松训练：工作日每天 1 次。

（3）物理治疗：按物理治疗疗程执行。

（4）康复治疗：工作日每天 1 次。

4. 出院前一天、出院当天治疗方案的确定

（1）出院前一天治疗方案

1）药物治疗：维持药物治疗剂量。

2）心理治疗：出院家庭心理治疗，安排出院医嘱，提高出院治疗依从性。

3）物理治疗：视可继续住院期物理治疗。

（2）出院当天治疗方案

1）药物治疗：执行出院时治疗剂量。

2）心理治疗：预约心理治疗，每周 1 次。

3）物理治疗：预约物理治疗。

（3）入门诊急性期诊疗流程，执行出院门诊急性期治疗方案

（四）出院标准

根据既往双相情感障碍临床路径实施情况分析及目前双相情感障碍循证医学证据得出。

1. 安全风险评估　自杀风险评估、攻击风险评估、外走风险评估患者无明显自杀、攻击、外走风险。

2. 疗效标准　患者病情稳定，明显好转（症状量表评估与基线相比症状评估减分率≥50%）。

3. 药物副作用　药物不良反应评估无药物不良反应，或是存在常见可耐受药物不良反应。

4. 自知力　患者自知力完整或是恢复中，能院外继续坚持服药治疗。

5. 社会功能　患者社会功能完整，或是轻度受损。

（五）标准住院日

根据既往双相情感障碍临床路径实施情况分析及目前双相情感障碍循证医学证据得出。

标准住院日≤42 天。

（六）参考费用标准

根据既往双相情感障碍临床路径实施情况分析及目前双相情感障碍循证医学证据得出。

18 000~25 000 元。

（七）变异监测、记录与分析

1. 患者和家属因素

（1）患者住院期间发现其他躯体疾病需增加检查或治疗费用，但不需要改变原治疗方案；

（2）患者或家属无理由拒绝执行路径中规定的相关检查、检验或治疗项目，但不需要改变原治疗方案；

（3）患者或家属要求推迟出院，导致住院时间延长或增加住院费用；

（4）患者因敏感体质致使加药缓慢或换药导致住院时间延长或增加住院费用；

（5）患者因疗效差换药导致住院时间延长或增加住院费用；

（6）患者因敏感体质换药导致住院时间延长或增加住院费用；

（7）患者检查中出现有临床意义的异常检查结果，需要复查或明确异常原因，但不需要改变原治疗方案，导致住院时间延长或增加住院费用；

（8）其他。

2. 医务人员因素

（1）因医护原因出现治疗延迟；

（2）因医护原因执行医嘱延迟；

（3）因医护原因会诊延迟；

（4）其他。

3. 系统因素

（1）因系统因素导致检查（验）延迟；

（2）因系统因素导致检查（验）报告延迟；

（3）周末及节假日不能检查；

（4）周末及节假日特殊治疗；

（5）设备故障；

（6）其他。

（八）出径

1. 患者出现了严重的并发症，需要改变原治疗方案；
2. 患者要求出院、转院或改变治疗方式；
3. 患者症状或病情发生变化需要更改诊断；
4. 因诊断有误而需要更改诊断；
5. 患者住院日延长超过 7 天；
6. 其他因素。

第三节　双相情感障碍临床路径表单

（一）双相情感障碍轻躁狂发作、双相情感障碍抑郁发作、疑难危重双相情感障碍、伴躯体疾病双相情感障碍临床路径表单

1. 医师版临床路径表单

附：双相情感障碍轻躁狂发作、双相情感障碍抑郁发作、疑难危重双相情感障碍、伴躯体疾病双相情感障碍医师版临床路径表单

双相情感障碍轻躁狂发作临床路径表单

适用对象：第一诊断为：ICD-10 F30.0 轻躁狂；F31.0 双相情感障碍，目前为轻躁狂

患者姓名：　　　性别：　　　年龄：　　　门诊号：　　　住院号：

住院日期：　年　月　日　　出院日期：　年　月　日　　标准住院日：≤28 天

时间	住院第 1 天	住院第 2 天	住院第 3 天
主要诊疗工作	□ 签署知情同意书及各项协议书 □ 病史采集、体格、神经系统检查、精神状况检查 □ 临床评估，社会功能评估，社会心理因素评估，认知功能检查、人格特征及行为模式的评估、风险评估 □ 了解患者及家属关注问题、进行住院指导 □ 初步诊断，提出初步治疗计划 □ 完成首次心理治疗 □ 完成首次病程记录（入院 8 小时内）	□ 上级医师查房，向患者及家属进一步了解病史及病情，确定诊断、制定综合治疗方案 □ 风险评估 □ 完成入院记录（入院 24 小时内） □ 完成首次上级医师查房记录（入院 48 小时内） □ 心理及康复治疗具体方案确定	□ 上级医师查房,向患者及家属进一步了解病史及病情,核实诊断,完善修订治疗方案 □ 风险评估 □ 完成病程记录 □ 心理及康复治疗具体方案确定
重点医嘱	长期医嘱： □ 双相情感障碍护理常规 □ 级别护理	长期医嘱： □ 双相情感障碍护理常规 □ 级别护理	长期医嘱： □ 双相情感障碍护理常规 □ 级别护理

续表

时间	住院第 1 天	住院第 2 天	住院第 3 天
重点医嘱	□ 入双相情感障碍轻躁狂发作临床路径 □ 饮食 □ 精神科监护 □ 抗精神病药物治疗监测 □ 心境稳定剂及其他辅助药物 □ 抗精神病药物 □ 改善认知功能药物 □ 抗抑郁药物 □ 物理治疗 □ 康复治疗 □ 精神科其他常用治疗 □ 风险防范措施 □ 留陪侍人 □ 依据病情需要下达 **临时医嘱：** □ 首诊精神病检查 □ 血细胞分析 □ 尿液检查 □ 粪便常规检查 □ 血生化 □ 内分泌检查 □ 血药浓度 □ 感染性疾病筛查 □ 电生理检查 □ 影像学检查 □ 临床评估量表 □ 社会功能评估量表 □ 社会心理因素评估量表 □ 认知功能检查 □ 人格量表 □ 行为量表 □ 心理治疗 □ 依据病情需要下达	□ 入双相情感障碍轻躁狂发作临床路径 □ 饮食 □ 精神科监护 □ 抗精神病药物治疗监测 □ 心境稳定剂及其他辅助药物 □ 抗精神病药物 □ 改善认知功能药物 □ 抗抑郁药物 □ 物理治疗 □ 康复治疗 □ 精神科其他常用治疗 □ 风险防范措施 □ 留陪侍人 □ 依据病情需要下达 **临时医嘱：** □ 心理及康复治疗 □ 复查异常化验 □ 对症处理药物副作用 □ 依据病情需要下达	□ 入双相情感障碍轻躁狂发作临床路径 □ 饮食 □ 精神科监护 □ 抗精神病药物治疗监测 □ 心境稳定剂及其他辅助药物 □ 抗精神病药物 □ 改善认知功能药物 □ 抗抑郁药物 □ 物理治疗 □ 康复治疗 □ 精神科其他常用治疗 □ 风险防范措施 □ 留陪侍人 □ 依据病情需要下达 **临时医嘱：** □ 心理及康复治疗 □ 复查异常化验 □ 对症处理药物副作用 □ 依据病情需要下达
心理治疗	□ 初始访谈 □ 收集患者资料	□ 参加医师查房 □ 心理治疗	□ 参加三级医师查房 □ 诊断评估 □ 心理治疗
康复治疗	□ 适宜的康复治疗	□ 适宜的康复治疗	□ 适宜的康复治疗
病情变异记录	□ 无　□ 有，原因： 1. 2.	□ 无　□ 有，原因： 1. 2.	□ 无　□ 有，原因： 1. 2.

续表

时间	住院第 1 天	住院第 2 天	住院第 3 天
医师 签名			

时间	住院第 4～7 天	住院第 8～14 天	住院第 15～28 天
主要 诊疗 工作	□ 三级医生查房，根据病情调整治疗方案 □ 完成病程记录 □ 复查临床评估量表、社会功能评估量表 □ 风险评估 □ 复查血细胞分析、尿液检查、血生化、泌乳素、心电图 □ 评估辅助检查结果，结合临床随时复查有临床意义的异常项目，必要时请相关科室会诊或转诊 □ 心理及康复治疗具体方案确定 □ 向患者及家属交待病情	□ 三级医生查房，根据病情调整治疗方案 □ 完成病程记录 □ 复查临床评估量表、社会功能评估量表 □ 风险评估 □ 复查血细胞分析、尿液检查、血生化、泌乳素、心电图 □ 评估辅助检查结果，结合临床随时复查有临床意义的异常项目，必要时请相关科室会诊或转诊 □ 心理及康复治疗具体方案确定 □ 向患者及家属交待病情	□ 三级医生查房，根据病情调整治疗方案 □ 完成病程记录 □ 复查临床评估量表、社会功能评估量表 □ 风险评估 □ 复查血细胞分析、尿液检查、血生化、泌乳素、心电图 □ 评估辅助检查结果，结合临床随时复查有临床意义的异常项目，必要时请相关科室会诊或转诊 □ 心理及康复治疗具体方案确定 □ 向患者及家属交待病情 □ 完成出院心理治疗
重点 医嘱	长期医嘱： □ 双相情感障碍护理常规 □ 级别护理 □ 入双相情感障碍轻躁狂发作临床路径 □ 饮食 □ 精神科监护 □ 抗精神病药物治疗监测 □ 心境稳定剂及其他辅助药物 □ 抗精神病药物 □ 改善认知功能药物 □ 抗抑郁药物 □ 物理治疗 □ 康复治疗 □ 精神科其他常用治疗 □ 风险防范措施 □ 留陪侍人 □ 依据病情需要下达 临时医嘱： □ 血细胞分析 □ 尿液检查 □ 血生化	长期医嘱： □ 双相情感障碍护理常规 □ 级别护理 □ 入双相情感障碍轻躁狂发作临床路径 □ 饮食 □ 精神科监护 □ 抗精神病药物治疗监测 □ 心境稳定剂及其他辅助药物 □ 抗精神病药物 □ 改善认知功能药物 □ 抗抑郁药物 □ 物理治疗 □ 康复治疗 □ 精神科其他常用治疗 □ 风险防范措施 □ 留陪侍人 □ 依据病情需要下达 临时医嘱： □ 血细胞分析	长期医嘱： □ 双相情感障碍护理常规 □ 级别护理 □ 入双相情感障碍轻躁狂发作临床路径 □ 饮食 □ 精神科监护 □ 抗精神病药物治疗监测 □ 心境稳定剂及其他辅助药物 □ 抗精神病药物 □ 改善认知功能药物 □ 抗抑郁药物 □ 物理治疗 □ 康复治疗 □ 精神科其他常用治疗 □ 风险防范措施 □ 留陪侍人 □ 依据病情需要下达 临时医嘱： □ 血细胞分析

续表

时间	住院第 4~7 天	住院第 8~14 天	住院第 15~28 天
重点医嘱	□ 泌乳素 □ 血药浓度 □ 心电图 □ 临床评估量表 □ 社会功能评估量表 □ 心理及康复治疗 □ 复查异常化验 □ 对症处理药物副作用 □ 依据病情需要下达	□ 尿液检查 □ 血生化 □ 泌乳素 □ 血药浓度 □ 心电图 □ 临床评估量表 □ 社会功能评估量表 □ 心理及康复治疗 □ 复查异常化验 □ 对症处理药物副作用 □ 依据病情需要下达	□ 尿液检查 □ 血生化 □ 泌乳素 □ 血药浓度 □ 心电图 □ 临床评估量表 □ 社会功能评估量表 □ 心理及康复治疗 □ 复查异常化验 □ 对症处理药物副作用 □ 依据病情需要下达
心理治疗	□ 阶段性评估 □ 团体心理治疗 □ 各种适合的心理治疗	□ 阶段性评估 □ 团体心理治疗 □ 各种适合的心理治疗	□ 阶段性评估 □ 团体心理治疗 □ 各种适合的心理治疗
康复治疗	□ 适宜的康复治疗	□ 适宜的康复治疗	□ 适宜的康复治疗
病情变异记录	□ 无 □ 有，原因： 1. 2.	□ 无 □ 有，原因： 1. 2.	□ 无 □ 有，原因： 1. 2.
医师签名			

时间	拟出院前 1~2 天	出院当天
主要医疗工作	□ 出院前临床评估量表、社会功能评估量表、风险评估 □ 完成出院前心理治疗 □ 制定、安排出院后门诊随访治疗计划（急性期、巩固期） □ 安排好出院后复诊时间及预约挂号 □ 心理及康复治疗具体方案确定	□ 填写出院手续 □ 完成出院病历 □ 填写出院登记表 □ 强调院外随访门诊规范化诊疗流程及注意事项
重点医嘱	**长期医嘱：** □ 双相情感障碍护理常规 □ 级别护理 □ 入双相情感障碍轻躁狂发作临床路径 □ 饮食 □ 精神科监护 □ 抗精神病药物治疗监测 □ 心境稳定剂及其他辅助药物 □ 抗精神病药物 □ 改善认知功能药物 □ 抗抑郁药物 □ 物理治疗 □ 康复治疗 □ 精神科其他常用治疗 □ 风险防范措施	**临时医嘱：** □ 今日出院 □ 依据病情需要下达

续表

时间	拟出院前 1~2 天	出院当天
重点医嘱	□ 留陪侍人 □ 依据病情需要下达 **临时医嘱:** □ 血细胞分析 □ 尿液检查 □ 血生化 □ 泌乳素 □ 血药浓度 □ 心电图 □ 临床评估量表 □ 社会功能评估量表 □ 心理及康复治疗 □ 复查异常化验 □ 对症处理药物副作用 □ 依据病情需要下达	
心理治疗	□ 出院心理评估、心理治疗小结 □ 出院后心理康复计划形成	
康复治疗	□ 适宜的康复治疗	
病情变异记录	□ 无 □ 有,原因: 1. 2.	□ 无 □ 有,原因: 1. 2.
医师签名		

双相情感障碍抑郁发作临床路径表单

适用对象:第一诊断为:F31.3 双相情感障碍,目前为轻度或中度抑郁;F31.4 双相情感障碍,目前为不伴精神病性症状的重度抑郁发作。

患者姓名: 性别: 年龄: 门诊号: 住院号:

住院日期: 年 月 日   出院日期: 年 月 日   标准住院日:≤42 天

时间	住院第 1 天	住院第 2 天	住院第 3 天
主要诊疗工作	□ 签署知情同意书及各项协议书 □ 病史采集,体格、神经系统检查、精神状况检查 □ 临床评估,社会功能评估,社会心理因素评估,认知功能检查、人格特征及行为模式的评估、风险评估 □ 了解患者及家属关注问题、进行住院指导 □ 初步诊断,提出初步治疗计划 □ 完成首次心理治疗 □ 完成首次病程记录(入院 8 小时内)	□ 上级医师查房,向患者及家属进一步了解病史及病情,确定诊断、制定综合治疗方案 □ 风险评估 □ 完成入院记录(入院 24 小时内) □ 完成首次上级医师查房记录(入院 48 小时内) □ 心理及康复治疗具体方案确定	□ 上级医师查房,向患者及家属进一步了解病史及病情,核实诊断,完善修订治疗方案 □ 风险评估 □ 完成病程记录 □ 心理及康复治疗具体方案确定

续表

时间	住院第 1 天	住院第 2 天	住院第 3 天
重点医嘱	**长期医嘱：** □ 双相情感障碍护理常规 □ 级别护理 □ 入双相情感障碍轻抑郁发作临床路径 □ 饮食 □ 精神科监护 □ 抗精神病药物治疗监测 □ 心境稳定剂及其他辅助药物 □ 抗精神病药物 □ 抗抑郁药物 □ 改善认知功能药物 □ 物理治疗 □ 康复治疗 □ 精神科其他常用治疗 □ 风险防范措施 □ 留陪侍人 □ 依据病情需要下达 **临时医嘱：** □ 首诊精神病检查 □ 血细胞分析 □ 尿液检查 □ 粪便常规检查 □ 血生化 □ 内分泌检查 □ 血药浓度 □ 感染性疾病筛查 □ 电生理检查 □ 影像学检查 □ 临床评估量表 □ 社会功能评估量表 □ 社会心理因素评估量表 □ 认知功能检查 □ 人格量表 □ 行为量表 □ 心理治疗 □ 依据病情需要下达	**长期医嘱：** □ 双相情感障碍护理常规 □ 级别护理 □ 入双相情感障碍抑郁发作临床路径 □ 饮食 □ 精神科监护 □ 抗精神病药物治疗监测 □ 心境稳定剂及其他辅助药物 □ 抗精神病药物 □ 抗抑郁药物 □ 改善认知功能药物 □ 物理治疗 □ 康复治疗 □ 精神科其他常用治疗 □ 风险防范措施 □ 留陪侍人 □ 依据病情需要下达 **临时医嘱：** □ 心理及康复治疗 □ 复查异常化验 □ 对症处理药物副作用 □ 依据病情需要下达	**长期医嘱：** □ 双相情感障碍护理常规 □ 级别护理 □ 入双相情感障碍抑郁发作临床路径 □ 饮食 □ 精神科监护 □ 抗精神病药物治疗监测 □ 心境稳定剂及其他辅助药物 □ 抗精神病药物 □ 抗抑郁药物 □ 改善认知功能药物 □ 物理治疗 □ 康复治疗 □ 精神科其他常用治疗 □ 风险防范措施 □ 留陪侍人 □ 依据病情需要下达 **临时医嘱：** □ 心理及康复治疗 □ 复查异常化验 □ 对症处理药物副作用 □ 依据病情需要下达
心理治疗	□ 初始访谈 □ 收集患者资料	□ 参加医师查房 □ 心理治疗	□ 参加三级医师查房 □ 诊断评估 □ 心理治疗

续表

时间	住院第 1 天	住院第 2 天	住院第 3 天
康复治疗	□ 适宜的康复治疗	□ 适宜的康复治疗	□ 适宜的康复治疗
病情变异记录	□ 无 □ 有，原因： 1. 2.	□ 无 □ 有，原因： 1. 2.	□ 无 □ 有，原因： 1. 2.
医师签名			

时间	住院第 4～7 天	住院第 8～14 天	住院第 15～42 天
主要诊疗工作	□ 三级医生查房，根据病情调整治疗方案 □ 完成病程记录 □ 复查临床评估量表、社会功能评估量表 □ 风险评估 □ 复查血细胞分析、尿液检查、血生化、泌乳素、心电图 □ 评估辅助检查结果，结合临床随时复查有临床意义的异常项目，必要时请相关科室会诊或转诊 □ 心理及康复治疗具体方案确定 □ 向患者及家属交待病情	□ 三级医生查房，根据病情调整治疗方案 □ 完成病程记录 □ 复查临床评估量表、社会功能评估量表 □ 风险评估 □ 复查血细胞分析、尿液检查、血生化、泌乳素、心电图 □ 评估辅助检查结果，结合临床随时复查有临床意义的异常项目，必要时请相关科室会诊或转诊 □ 心理及康复治疗具体方案确定 □ 向患者及家属交待病情	□ 三级医生查房，根据病情调整治疗方案 □ 完成病程记录 □ 复查临床评估量表、社会功能评估量表 □ 风险评估 □ 复查血细胞分析、尿液检查、血生化、泌乳素、心电图 □ 评估辅助检查结果，结合临床随时复查有临床意义的异常项目，必要时请相关科室会诊或转诊 □ 心理及康复治疗具体方案确定 □ 向患者及家属交待病情 □ 完成出院心理治疗
重点医嘱	长期医嘱： □ 双相情感障碍护理常规 □ 级别护理 □ 入双相情感障碍抑郁发作临床路径 □ 饮食 □ 精神科监护 □ 抗精神病药物治疗监测 □ 心境稳定剂及其他辅助药物 □ 抗精神病药物 □ 抗抑郁药物 □ 改善认知功能药物 □ 物理治疗 □ 康复治疗 □ 精神科其他常用治疗 □ 风险防范措施	长期医嘱： □ 双相情感障碍护理常规 □ 级别护理 □ 入双相情感障碍抑郁发作临床路径 □ 饮食 □ 精神科监护 □ 抗精神病药物治疗监测 □ 心境稳定剂及其他辅助药物 □ 抗精神病药物 □ 抗抑郁药物 □ 改善认知功能药物 □ 物理治疗 □ 康复治疗	长期医嘱： □ 双相情感障碍护理常规 □ 级别护理 □ 入双相情感障碍抑郁发作临床路径 □ 饮食 □ 精神科监护 □ 抗精神病药物治疗监测 □ 心境稳定剂及其他辅助药物 □ 抗精神病药物 □ 抗抑郁药物 □ 改善认知功能药物 □ 物理治疗 □ 康复治疗

续表

时间	住院第 4～7 天	住院第 8～14 天	住院第 15～42 天
重点医嘱	□ 留陪侍人 □ 依据病情需要下达 **临时医嘱：** □ 血细胞分析 □ 尿液检查 □ 血生化 □ 泌乳素 □ 血药浓度 □ 心电图 □ 临床评估量表 □ 社会功能评估量表 □ 心理及康复治疗 □ 复查异常化验 □ 对症处理药物副作用 □ 依据病情需要下达	□ 精神科其他常用治疗 □ 风险防范措施 □ 留陪侍人 □ 依据病情需要下达 **临时医嘱：** □ 血细胞分析 □ 尿液检查 □ 血生化 □ 泌乳素 □ 血药浓度 □ 心电图 □ 临床评估量表 □ 社会功能评估量表 □ 心理及康复治疗 □ 复查异常化验 □ 对症处理药物副作用 □ 依据病情需要下达	□ 精神科其他常用治疗 □ 风险防范措施 □ 留陪侍人 □ 依据病情需要下达 **临时医嘱：** □ 血细胞分析 □ 尿液检查 □ 血生化 □ 泌乳素 □ 血药浓度 □ 心电图 □ 临床评估量表 □ 社会功能评估量表 □ 心理及康复治疗 □ 复查异常化验 □ 对症处理药物副作用 □ 依据病情需要下达
心理治疗	□ 阶段性评估 □ 团体心理治疗 □ 各种适合的心理治疗	□ 阶段性评估 □ 团体心理治疗 □ 各种适合的心理治疗	□ 阶段性评估 □ 团体心理治疗 □ 各种适合的心理治疗
康复治疗	□ 适宜的康复治疗	□ 适宜的康复治疗	□ 适宜的康复治疗
病情变异记录	□ 无　□ 有，原因： 1. 2.	□ 无　□ 有，原因： 1. 2.	□ 无　□ 有，原因： 1. 2.
医师签名			

时间	拟出院前 1～2 天	出院当天
主要医疗工作	□ 出院前临床评估量表、社会功能评估量表、风险评估 □ 完成出院前心理治疗 □ 制定、安排出院后门诊随访治疗计划（急性期、巩固期） □ 安排好出院后复诊时间及预约挂号 □ 心理及康复治疗具体方案确定	□ 填写出院手续 □ 完成出院病历 □ 填写出院登记表 □ 强调院外随访门诊规范化诊疗流程及注意事项
重点医嘱	**长期医嘱：** □ 双相情感障碍护理常规 □ 级别护理 □ 入双相情感障碍抑郁发作临床路径 □ 饮食 □ 精神科监护 □ 抗精神病药物治疗监测 □ 心境稳定剂及其他辅助药物 □ 抗精神病药物 □ 抗抑郁药物	**临时医嘱：** □ 今日出院 □ 依据病情需要下达

续表

时间	拟出院前 1～2 天	出院当天
重点医嘱	☐ 改善认知功能药物 ☐ 物理治疗 ☐ 康复治疗 ☐ 精神科其他常用治疗 ☐ 风险防范措施 ☐ 留陪侍人 ☐ 依据病情需要下达 **临时医嘱：** ☐ 血细胞分析 ☐ 尿液检查 ☐ 血生化 ☐ 泌乳素 ☐ 血药浓度 ☐ 心电图 ☐ 临床评估量表 ☐ 社会功能评估量表 ☐ 心理及康复治疗 ☐ 复查异常化验 ☐ 对症处理药物副作用 ☐ 依据病情需要下达	
心理治疗	☐ 出院心理评估、心理治疗小结 ☐ 出院后心理康复计划形成	
康复治疗	☐ 适宜的康复治疗	
病情变异记录	☐ 无 ☐ 有，原因： 1. 2.	☐ 无 ☐ 有，原因： 1. 2.
医师签名		

疑难危重双相情感障碍临床路径表单

适用对象：第一诊断为：第一诊断为：F30.1 躁狂，不伴精神病性症状；F30.2 躁狂，伴精神病性症状；F31.0 双相情感障碍，目前为轻躁狂；F31.1 双相情感障碍，目前为不伴有精神病性症状的躁狂发作；F31.2 双相情感障碍，目前为伴有精神病性症状的躁狂发作；F31.3 双相情感障碍，目前为轻度或中度抑郁；F31.4 双相情感障碍，目前为不伴精神病性症状的重度抑郁发作；F31.5 双相情感障碍，目前为伴精神病性症状的重度抑郁发作；F31.6 双相情感障碍，目前为混合状态；F31.9 双相情感障碍，未特定。

患者姓名： 性别： 年龄： 门诊号： 住院号：

住院日期： 年 月 日 出院日期： 年 月 日 标准住院日：≤56 天

时间	住院第 1 天	住院第 2 天	住院第 3 天
主要诊疗工作	☐ 签署知情同意书及各项协议书 ☐ 病史采集、体格、神经系统检查、精神状况检查	☐ 上级医师查房，向患者及家属进一步了解病史及病情，确定诊断、制定综合治疗方案	☐ 上级医师查房，向患者及家属进一步了解病史及病情，核实诊断，完善修订治疗方案

续表

时间	住院第 1 天	住院第 2 天	住院第 3 天
主要诊疗工作	□ 临床评估，社会功能评估，社会心理因素评估，认知功能检查、人格特征及行为模式的评估、风险评估 □ 了解患者及家属关注问题、进行住院指导 □ 初步诊断，提出初步治疗计划 □ 完成首次心理治疗 □ 完成首次病程记录（入院 8 小时内）	□ 风险评估 □ 完成入院记录（入院 24 小时内） □ 完成首次上级医师查房记录（入院 48 小时内） □ 心理及康复治疗具体方案确定	□ 风险评估 □ 完成病程记录 □ 心理及康复治疗具体方案确定
重点医嘱	长期医嘱： □ 双相情感障碍护理常规 □ 级别护理 □ 入疑难危重双相情感障碍临床路径 □ 饮食 □ 精神科监护 □ 抗精神病药物治疗监测 □ 心境稳定剂及其他辅助药物 □ 抗精神病药物 □ 抗抑郁药物 □ 改善认知功能药物 □ 物理治疗 □ 康复治疗 □ 精神科其他常用治疗 □ 风险防范措施 □ 留陪侍人 □ 依据病情需要下达 临时医嘱： □ 首诊精神病检查 □ 血细胞分析 □ 尿液检查 □ 粪便常规检查 □ 血生化 □ 内分泌检查 □ 血药浓度 □ 感染性疾病筛查 □ 电生理检查 □ 影像学检查 □ 临床评估量表 □ 社会功能评估量表 □ 社会心理因素评估量表 □ 认知功能检查	长期医嘱： □ 双相情感障碍护理常规 □ 级别护理 □ 入疑难危重双相情感障碍临床路径 □ 饮食 □ 精神科监护 □ 抗精神病药物治疗监测 □ 心境稳定剂及其他辅助药物 □ 抗精神病药物 □ 抗抑郁药物 □ 改善认知功能药物 □ 物理治疗 □ 康复治疗 □ 精神科其他常用治疗 □ 风险防范措施 □ 留陪侍人 □ 依据病情需要下达 临时医嘱： □ 心理及康复治疗 □ 复查异常化验 □ 对症处理药物副作用 □ 依据病情需要下达	长期医嘱： □ 双相情感障碍护理常规 □ 级别护理 □ 入疑难危重双相情感障碍临床路径 □ 饮食 □ 精神科监护 □ 抗精神病药物治疗监测 □ 心境稳定剂及其他辅助药物 □ 抗精神病药物 □ 抗抑郁药物 □ 改善认知功能药物 □ 物理治疗 □ 康复治疗 □ 精神科其他常用治疗 □ 风险防范措施 □ 留陪侍人 □ 依据病情需要下达 临时医嘱： □ 心理及康复治疗 □ 复查异常化验 □ 对症处理药物副作用 □ 依据病情需要下达

续表

时间	住院第 1 天	住院第 2 天	住院第 3 天
重点医嘱	□ 人格量表 □ 行为量表 □ 心理治疗 □ 依据病情需要下达		
心理治疗	□ 初始访谈 □ 收集患者资料	□ 参加医师查房 □ 心理治疗	□ 参加三级医师查房 □ 诊断评估 □ 心理治疗
康复治疗	□ 适宜的康复治疗	□ 适宜的康复治疗	□ 适宜的康复治疗
病情变异记录	□ 无 □ 有，原因： 1. 2.	□ 无 □ 有，原因： 1. 2.	□ 无 □ 有，原因： 1. 2.
医师签名			

时间	住院第 4～7 天	住院第 8～14 天	住院第 15～56 天
主要诊疗工作	□ 三级医生查房，根据病情调整治疗方案 □ 完成病程记录 □ 复查临床评估量表、社会功能评估量表 □ 风险评估 □ 复查血细胞分析、尿液检查、血生化、泌乳素、心电图 □ 评估辅助检查结果，结合临床随时复查有临床意义的异常项目，必要时请相关科室会诊或转诊 □ 心理及康复治疗具体方案确定 □ 向患者及家属交待病情	□ 三级医生查房，根据病情调整治疗方案 □ 完成病程记录 □ 复查临床评估量表、社会功能评估量表 □ 风险评估 □ 复查血细胞分析、尿液检查、血生化、泌乳素、心电图 □ 评估辅助检查结果，结合临床随时复查有临床意义的异常项目，必要时请相关科室会诊或转诊 □ 心理及康复治疗具体方案确定 □ 向患者及家属交待病情	□ 三级医生查房，根据病情调整治疗方案 □ 完成病程记录 □ 复查临床评估量表、社会功能评估量表 □ 风险评估 □ 复查血细胞分析、尿液检查、血生化、泌乳素、心电图 □ 评估辅助检查结果，结合临床随时复查有临床意义的异常项目，必要时请相关科室会诊或转诊 □ 心理及康复治疗具体方案确定 □ 向患者及家属交待病情 □ 完成出院心理治疗
重点医嘱	长期医嘱： □ 双相情感障碍护理常规 □ 级别护理 □ 入疑难危重双相情感障碍临床路径 □ 饮食 □ 精神科监护 □ 抗精神病药物治疗监测 □ 心境稳定剂及其他辅助药物 □ 抗精神病药物 □ 抗抑郁药物	长期医嘱： □ 双相情感障碍护理常规 □ 级别护理 □ 入疑难危重双相情感障碍临床路径 □ 饮食 □ 精神科监护 □ 抗精神病药物治疗监测 □ 心境稳定剂及其他辅助药物	长期医嘱： □ 双相情感障碍护理常规 □ 级别护理 □ 入疑难危重双相情感障碍临床路径 □ 饮食 □ 精神科监护 □ 抗精神病药物治疗监测 □ 心境稳定剂及其他辅助药物

续表

时间	住院第 4~7 天	住院第 8~14 天	住院第 15~56 天
重点医嘱	□ 改善认知功能药物 □ 物理治疗 □ 康复治疗 □ 精神科其他常用治疗 □ 风险防范措施 □ 留陪侍人 □ 依据病情需要下达 **临时医嘱:** □ 血细胞分析 □ 尿液检查 □ 血生化 □ 泌乳素 □ 心电图 □ 临床评估量表 □ 社会功能评估量表 □ 心理及康复治疗 □ 复查异常化验 □ 对症处理药物副作用 □ 依据病情需要下达	□ 抗精神病药物 □ 抗抑郁药物 □ 改善认知功能药物 □ 物理治疗 □ 康复治疗 □ 精神科其他常用治疗 □ 风险防范措施 □ 留陪侍人 □ 依据病情需要下达 **临时医嘱:** □ 血细胞分析 □ 尿液检查 □ 血生化 □ 泌乳素 □ 心电图 □ 临床评估量表 □ 社会功能评估量表 □ 心理及康复治疗 □ 复查异常化验 □ 对症处理药物副作用 □ 依据病情需要下达	□ 抗精神病药物 □ 抗抑郁药物 □ 改善认知功能药物 □ 物理治疗 □ 康复治疗 □ 精神科其他常用治疗 □ 风险防范措施 □ 留陪侍人 □ 依据病情需要下达 **临时医嘱:** □ 血细胞分析 □ 尿液检查 □ 血生化 □ 泌乳素 □ 心电图 □ 临床评估量表 □ 社会功能评估量表 □ 心理及康复治疗 □ 复查异常化验 □ 对症处理药物副作用 □ 依据病情需要下达
心理治疗	□ 阶段性评估 □ 团体心理治疗 □ 各种适合的心理治疗	□ 阶段性评估 □ 团体心理治疗 □ 各种适合的心理治疗	□ 阶段性评估 □ 团体心理治疗 □ 各种适合的心理治疗
康复治疗	□ 适宜的康复治疗	□ 适宜的康复治疗	□ 适宜的康复治疗
病情变异记录	□ 无 □ 有,原因: 1. 2.	□ 无 □ 有,原因: 1. 2.	□ 无 □ 有,原因: 1. 2.
医师签名			

时间	拟出院前 1~2 天	出院当天
主要医疗工作	□ 出院前临床评估量表、社会功能评估量表、风险评估 □ 完成出院前心理治疗 □ 制定、安排出院后门诊随访治疗计划(急性期、巩固期) □ 安排好出院后复诊时间及预约挂号 □ 心理及康复治疗具体方案确定	□ 填写出院手续 □ 完成出院病历 □ 填写出院登记表 □ 强调院外随访门诊规范化诊疗流程及注意事项
重点医嘱	**长期医嘱:** □ 双相情感障碍护理常规 □ 级别护理 □ 入疑难危重双相情感障碍临床路径	**临时医嘱:** □ 今日出院 □ 依据病情需要下达

续表

时间	拟出院前 1～2 天	出院当天
重点医嘱	□ 饮食 □ 精神科监护 □ 抗精神病药物治疗监测 □ 心境稳定剂及其他辅助药物 □ 抗精神病药物 □ 抗抑郁药物 □ 改善认知功能药物 □ 物理治疗 □ 康复治疗 □ 精神科其他常用治疗 □ 风险防范措施 □ 留陪侍人 □ 依据病情需要下达 **临时医嘱：** □ 血细胞分析 □ 尿液检查 □ 血生化 □ 泌乳素 □ 血药浓度 □ 心电图 □ 临床评估量表 □ 社会功能评估量表 □ 心理及康复治疗 □ 复查异常化验 □ 对症处理药物副作用 □ 依据病情需要下达	
心理治疗	□ 出院心理评估、心理治疗小结 □ 出院后心理康复计划形成	
康复治疗	□ 适宜的康复治疗	
病情变异记录	□ 无　□ 有，原因： 1. 2.	□ 无　□ 有，原因： 1. 2.
医师签名		

伴躯体疾病双相情感障碍临床路径表单

适用对象：第一诊断为：F30.0 轻躁狂；F30.1 躁狂，不伴精神病性症状；F30.2 躁狂，伴精神病性症状；F31.0 双相情感障碍，目前为轻躁狂；F31.1 双相情感障碍，目前为不伴有精神病性症状的躁狂发作；F31.2 双相情感障碍，目前为伴有精神病性症状的躁狂发作；F31.3　双相情感障碍，目前为轻度或中度抑郁；F31.4 双相情感障碍，目前为不伴精神病性症状的重度抑郁发作；F31.5 双相情感障碍，目前为伴精神病性症状的重度抑郁发作；F31.6 双相情感障碍，目前为混合状态；F31.9 双相情感障碍，未特定。

患者姓名：　　　性别：　　　年龄：　　　门诊号：　　　住院号：

住院日期：　年　月　日　　出院日期：　年　月　日　　标准住院日：≤42 天

时间	住院第 1 天	住院第 2 天	住院第 3 天
主要诊疗工作	□ 签署知情同意书及各项协议书 □ 病史采集，体格、神经系统检查、精神状况检查 □ 临床评估，社会功能评估，社会心理因素评估，认知功能检查、人格特征及行为模式的评估、风险评估 □ 了解患者及家属关注问题、进行住院指导 □ 初步诊断，提出初步治疗计划 □ 完成首次心理治疗 □ 完成首次病程记录（入院 8 小时内） □ 躯体疾病相关检查检验 □ 躯体疾病对症治疗	□ 上级医师查房，向患者及家属进一步了解病史及病情，确定诊断、制定综合治疗方案 □ 风险评估 □ 完成入院记录（入院 24 小时内） □ 完成首次上级医师查房记录（入院 48 小时内） □ 心理及康复治疗具体方案确定	□ 上级医师查房，向患者及家属进一步了解病史及病情，核实诊断，完善修订治疗方案 □ 风险评估 □ 完成病程记录 □ 心理及康复治疗具体方案确定
重点医嘱	**长期医嘱：** □ 双相情感障碍护理常规 □ 级别护理 □ 入伴躯体疾病双相情感障碍临床路径 □ 饮食 □ 精神科监护 □ 抗精神病药物治疗监测 □ 心境稳定剂及其他辅助药物 □ 抗精神病药物 □ 抗抑郁药物 □ 改善认知功能药物 □ 躯体疾病用药 □ 物理治疗 □ 康复治疗 □ 精神科其他常用治疗 □ 风险防范措施 □ 留陪侍人 □ 依据病情需要下达 **临时医嘱：** □ 首诊精神病检查 □ 血细胞分析 □ 尿液检查 □ 粪便常规检查 □ 血生化 □ 内分泌检查 □ 血药浓度 □ 感染性疾病筛查 □ 电生理检查 □ 影像学检查 □ 临床评估量表	**长期医嘱：** □ 双相情感障碍护理常规 □ 级别护理 □ 入伴躯体疾病双相情感障碍临床路径 □ 饮食 □ 精神科监护 □ 抗精神病药物治疗监测 □ 心境稳定剂及其他辅助药物 □ 抗精神病药物 □ 抗抑郁药物 □ 改善认知功能药物 □ 躯体疾病用药 □ 物理治疗 □ 康复治疗 □ 精神科其他常用治疗 □ 风险防范措施 □ 留陪侍人 □ 依据病情需要下达 **临时医嘱：** □ 心理及康复治疗 □ 复查异常化验 □ 对症处理药物副作用 □ 依据病情需要下达	**长期医嘱：** □ 双相情感障碍护理常规 □ 级别护理 □ 入伴躯体疾病双相情感障碍临床路径 □ 饮食 □ 精神科监护 □ 抗精神病药物治疗监测 □ 心境稳定剂及其他辅助药物 □ 抗精神病药物 □ 抗抑郁药物 □ 改善认知功能药物 □ 躯体疾病用药 □ 物理治疗 □ 康复治疗 □ 精神科其他常用治疗 □ 风险防范措施 □ 留陪侍人 □ 依据病情需要下达 **临时医嘱：** □ 心理及康复治疗 □ 复查异常化验 □ 对症处理药物副作用 □ 依据病情需要下达

续表

时间	住院第 1 天	住院第 2 天	住院第 3 天
重点 医嘱	□ 社会功能评估量表 □ 社会心理因素评估量表 □ 认知功能检查 □ 人格量表 □ 行为量表 □ 心理治疗 □ 依据病情需要下		
心理 治疗	□ 初始访谈 □ 收集患者资料	□ 参加医师查房 □ 心理治疗	□ 参加三级医师查房 □ 诊断评估 □ 心理治疗
康复 治疗	□ 适宜的康复治疗	□ 适宜的康复治疗	□ 适宜的康复治疗
病情 变异 记录	□ 无 □ 有，原因： 1. 2.	□ 无 □ 有，原因： 1. 2.	□ 无 □ 有，原因： 1. 2.
医师 签名			

时间	住院第 4~7 天	住院第 8~14 天	住院第 15~42 天
主要 诊疗 工作	□ 三级医生查房，根据病情调整治疗方案 □ 完成病程记录 □ 复查临床评估量表、社会功能评估量表 □ 风险评估 □ 复查血细胞分析、尿液检查、血生化、泌乳素、心电图 □ 评估辅助检查结果，结合临床随时复查有临床意义的异常项目，必要时请相关科室会诊或转诊 □ 心理及康复治疗具体方案确定 □ 向患者及家属交待病情	□ 三级医生查房，根据病情调整治疗方案 □ 完成病程记录 □ 复查临床评估量表、社会功能评估量表 □ 风险评估 □ 复查血细胞分析、尿液检查、血生化、泌乳素、心电图 □ 评估辅助检查结果，结合临床随时复查有临床意义的异常项目，必要时请相关科室会诊或转诊 □ 心理及康复治疗具体方案确定 □ 向患者及家属交待病情	□ 三级医生查房，根据病情调整治疗方案 □ 完成病程记录 □ 复查临床评估量表、社会功能评估量表 □ 风险评估 □ 复查血细胞分析、尿液检查、血生化、泌乳素、心电图 □ 评估辅助检查结果，结合临床随时复查有临床意义的异常项目，必要时请相关科室会诊或转诊 □ 心理及康复治疗具体方案确定 □ 向患者及家属交待病情 □ 完成出院心理治疗
重点 医嘱	长期医嘱： □ 双相情感障碍护理常规 □ 级别护理 □ 入伴躯体疾病双相情感障碍临床路径 □ 饮食	长期医嘱： □ 双相情感障碍护理常规 □ 级别护理 □ 入伴躯体疾病双相情感障碍临床路径	长期医嘱： □ 双相情感障碍护理常规 □ 级别护理 □ 入伴躯体疾病双相情感障碍临床路径

续表

时间	住院第 4～7 天	住院第 8～14 天	住院第 15～42 天
重点医嘱	□ 精神科监护 □ 抗精神病药物治疗监测 □ 心境稳定剂及其他辅助药物 □ 抗精神病药物 □ 抗抑郁药物 □ 改善认知功能药物 □ 躯体疾病用药 □ 物理治疗 □ 康复治疗 □ 精神科其他常用治疗 □ 风险防范措施 □ 留陪侍人 □ 依据病情需要下达 **临时医嘱：** □ 血细胞分析 □ 尿液检查 □ 血生化 □ 泌乳素 □ 血药浓度 □ 心电图 □ 临床评估量表 □ 社会功能评估量表 □ 心理及康复治疗 □ 复查异常化验 □ 对症处理药物副作用 □ 依据病情需要下达	□ 饮食 □ 精神科监护 □ 抗精神病药物治疗监测 □ 心境稳定剂及其他辅助药物 □ 抗精神病药物 □ 抗抑郁药物 □ 改善认知功能药物 □ 躯体疾病用药 □ 物理治疗 □ 康复治疗 □ 精神科其他常用治疗 □ 风险防范措施 □ 留陪侍人 □ 依据病情需要下达 **临时医嘱：** □ 血细胞分析 □ 尿液检查 □ 血生化 □ 泌乳素 □ 血药浓度 □ 心电图 □ 临床评估量表 □ 社会功能评估量表 □ 心理及康复治疗 □ 复查异常化验 □ 对症处理药物副作用 □ 依据病情需要下达	□ 饮食 □ 精神科监护 □ 抗精神病药物治疗监测 □ 心境稳定剂及其他辅助药物 □ 抗精神病药物 □ 抗抑郁药物 □ 改善认知功能药物 □ 躯体疾病用药 □ 物理治疗 □ 康复治疗 □ 精神科其他常用治疗 □ 风险防范措施 □ 留陪侍人 □ 依据病情需要下达 **临时医嘱：** □ 血细胞分析 □ 尿液检查 □ 血生化 □ 泌乳素 □ 血药浓度 □ 心电图 □ 临床评估量表 □ 社会功能评估量表 □ 心理及康复治疗 □ 复查异常化验 □ 对症处理药物副作用 □ 依据病情需要下达
心理治疗	□ 阶段性评估 □ 团体心理治疗 □ 各种适合的心理治疗	□ 阶段性评估 □ 团体心理治疗 □ 各种适合的心理治疗	□ 阶段性评估 □ 团体心理治疗 □ 各种适合的心理治疗
康复治疗	□ 适宜的康复治疗	□ 适宜的康复治疗	□ 适宜的康复治疗
病情变异记录	□ 无　□ 有，原因： 1. 2.	□ 无　□ 有，原因： 1. 2.	□ 无　□ 有，原因： 1. 2.
医师签名			

时间	拟出院前 1～2 天	出院当天
主要医疗工作	□ 出院前临床评估量表、社会功能评估量表、风险评估 □ 完成出院前心理治疗 □ 制定、安排出院后门诊随访治疗计划（急性期、巩固期）	□ 填写出院手续 □ 完成出院病历 □ 填写出院登记表

续表

时间	拟出院前 1～2 天	出院当天
主要 医疗 工作	□ 安排好出院后复诊时间及预约挂号 □ 心理及康复治疗具体方案确定	□ 强调院外随访门诊规范化诊疗流程及注意事项
重点 医嘱	**长期医嘱:** □ 双相情感障碍护理常规 □ 级别护理 □ 入伴躯体疾病双相情感障碍临床路径 □ 饮食 □ 精神科监护 □ 抗精神病药物治疗监测 □ 心境稳定剂及其他辅助药物 □ 抗精神病药物 □ 抗抑郁药物 □ 改善认知功能药物 □ 躯体疾病用药 □ 物理治疗 □ 康复治疗 □ 精神科其他常用治疗 □ 风险防范措施 □ 留陪侍人 □ 依据病情需要下达 **临时医嘱:** □ 血细胞分析 □ 尿液检查 □ 血生化 □ 泌乳素 □ 血药浓度 □ 心电图 □ 临床评估量表 □ 社会功能评估量表 □ 心理及康复治疗 □ 复查异常化验 □ 对症处理药物副作用 □ 依据病情需要下达	**临时医嘱:** □ 今日出院 □ 依据病情需要下达
心理 治疗	□ 出院心理评估、心理治疗小结 □ 出院后心理康复计划形成	
康复 治疗	□ 适宜的康复治疗	
病情 变异 记录	□ 无 □ 有,原因: 1. 2.	□ 无 □ 有,原因: 1. 2.
医师 签名		

2. 患者版临床路径表单

附：双相情感障碍轻躁狂发作、双相情感障碍抑郁发作、疑难危重双相情感障碍、伴躯体疾病双相情感障碍患者版临床路径告知单

双相情感障碍患者版临床路径告知单

科别： 姓名： 住院号： 路径名称：

日期	住院第 1 天	住院第 2 天	住院第 3 天
医生的工作	□ 安排签署知情同意书及各项协议书 □ 病史采集、体格、神经系统检查、精神状况检查、风险评估等 □ 安排相关实验室、影像学等检查 □ 安排症状、社会心理因素测评等 □ 初步诊断，提出初步治疗计划 □ 进行住院指导、完成首次心理治疗 □ 完成首次病程记录（入院 8 小时内）	□ 上级医师查房，确定诊断、制定综合治疗方案 □ 风险评估、完成入院记录及次上级医师查房记录 □ 安排完善各项检查，查看化验结果，及时处理有临床意义的异常结果，并向患者或家属说明各项检查结果。 □ 安需安排心理治疗、物理治疗	□ 上级医师查房，向患者及家属进一步了解病史及病情，核实诊断，完善修订治疗方案 □ 风险评估 □ 完成病程记录
护士的工作	□ 费用讲解、诊疗安排告知 □ 护理评估、护理量表、制订护理计划 □ 级别护理、入院宣传教育、执行治疗方案 □ 观察进食和睡眠情况、患者安全和治疗情况及患者用药情况及药物不良反应，评估治疗依从性 □ 床边查房、安全检查、室内监护、心理护理、保证入量、清洁卫生 □ 睡眠护理、书写记录、床旁交接班	□ 评估病情变化、调整护理计划 □ 级别护理、执行治疗方案 □ 观察进食和睡眠情况、患者安全和治疗情况及患者用药情况及药物不良反应，评估治疗依从性 □ 床边查房、安全检查、室内监护、心理护理 □ 健康教育、行为康复训练、保证入量、清洁卫生、睡眠护理、书写记录、床旁交接班	□ 评估病情变化、调整护理计划 □ 级别护理、执行治疗方案 □ 观察进食和睡眠情况、患者安全和治疗情况及患者用药情况及药物不良反应，评估治疗依从性 □ 床边查房、安全检查、室内监护、心理护理 □ 健康教育、行为康复训练、保证入量、清洁卫生、睡眠护理、书写记录、床旁交接班
患者及家属的工作	□ 签署知情同意书及各项协议书 □ 了解相关费用配合医护完成病史采集，精神状况检查及相关检查 □ 配合医护完成风险及症状学、社会心理因素测查以及护理评估等 □ 配合医护宣教工作，了解疾病相关知识、诊疗计划及预期结局 □ 配合医护完成首次心理治疗	□ 配合各项检查及治疗 □ 及时反映病情变化及相关问题 □ 理解治疗情况 □ 及时与医护沟通，配合处理各类医疗相关问题 □ 配合心理评估、治疗及物理治疗 □ 配合健康教育、行为康复训练	□ 配合各项检查及治疗 □ 及时反映病情变化及相关问题 □ 理解治疗情况 □ 及时与医护沟通，配合处理各类医疗相关问题 □ 配合心理评估及治疗及物理治疗

续表

日期	住院第 1 天	住院第 2 天	住院第 3 天
患者及家属的工作	□ 开放病区家属履行安全陪护职责 □ 遵守医院各项制度	□ 开放病区家属履行安全陪护职责 □ 对开放病区有冲动伤人及不能配合治疗的患者，家属应配合及时转入封闭病区 □ 患者并发严重躯体疾病需要及时治疗的，家属应配合及时转科或转院治疗 □ 遵守医院各项制度	□ 配合健康教育、行为康复训练 □ 开放病区家属履行安全陪护职责 □ 遵守医院各项制度

日期	住院第 4 天～出院前 2 天	拟出院前 1～2 天	出院当天
医生的工作	□ 三级医生查房，根据病情、实验室检查及评估调整治疗方案 □ 完成病程记录 □ 按路径相关要求复查相关检查及评估 □ 评估检查结果，及时复查有临床意义的异常项目，必要时请相关科室会诊，执行会诊意见或转诊 □ 向患者及家属交待病情	□ 出院前安排相关检查、病情评估、完成出院前心理治疗 □ 制定、安排出院后门诊随访及治疗计划（急性期、巩固期、维持期）	□ 填写出院手续 □ 完成出院病历 □ 填写出院登记表 □ 强调院外执行门诊随访计划、治疗方案及注意事项
护士的工作	□ 护理量表、评估病情变化 □ 调整及执行护理计划 □ 级别护理、执行治疗方案 □ 观察患者进食和睡眠情况、安全和治疗情况、用药情况及药物不良反应。评估治疗依从性 □ 床边查房、安全检查、室内监护、心理护理、健康教育、行为康复训练 □ 保证入量、清洁卫生、睡眠护理、书写记录、床旁交接班	□ 护理量表、评估病情变化 □ 调整及执行护理计划、级别护理 □ 执行治疗方案 □ 观察患者进食和睡眠情况、安全和治疗情况、用药情况及药物不良反应。评估治疗依从性 □ 床边查房、安全检查、室内监护、心理护理、健康教育、行为康复训练 □ 保证入量、清洁卫生、睡眠护理、书写记录、床旁交接班	□ 病人满意度 □ 出院护理指导
患者及家属的工作	□ 配合各项检查及治疗 □ 及时反映病情变化 □ 理解治疗情况 □ 及时与医护沟通 □ 配合处理各类医疗相关问题 □ 了解检查及测评结果 □ 配合会诊并执行会诊意见 □ 配合心理评估及治疗、物理治疗	□ 配合完成出院前复查及心理评估 □ 了解目前治疗情况 □ 配合完成出院前心理治疗 □ 了解出院后随访及治疗计划	□ 办理出院手续 □ 知晓随访日期及随访治疗计划

续表

日期	住院第 4 天～出院前 2 天	拟出院前 1～2 天	出院当天
患者及家属的工作	☐ 配合健康教育、行为康复训练 ☐ 对开放病区有冲动伤人及不能配合治疗的患者，家属应配合及时转入封闭病区 ☐ 患者并发严重躯体疾病需要及时治疗的，家属应配合及时转科或转院治疗 ☐ 封闭病区按要求探视患者、积极与医护沟通 ☐ 遵守医院各项制度		

第四节 双相情感障碍临床路径知情同意书

临床路径知情同意书强调"自愿"的原则对符合路径标准的患者采取临床路径管理模式。具体内容包括：临床路径病种管理的目的及临床路径自愿原则。

临床路径病种管理知情同意书

科室住院号

患者姓名		性别		年龄		病房		床号	

临床诊断

临床路径名称

临床路径病种管理目的

临床路径（clinical pathway）是指针对某一疾病建立的一套标准化治疗模式和治疗程序，它是以循证医学证据和诊疗指南为指导形成的临床治疗的综合模式，最终起到规范医疗行为，减少诊疗变异，降低医疗成本，提高医疗质量的作用。

临床路径的标准化诊疗程序是卫生部推行，由国家权威专家制定的。其优势在于避免传统诊疗模式下医师诊断、治疗的随意性，即避免了同一疾病在不同地区、不同医院，不同治疗组或者不同医师间出现不同治疗方案的现象。在临床路径病种管理的程序下，您将得到更加规范、科学的医疗服务。

入径相关告知事宜

1. 根据经治医师对您的入院诊断，您符合临床路径准入标准。如您同意，住院期间您将按照相应病种临床路径管理程序接受规范、透明的治疗。

2. 入径后，如您不满意或因病情变异不适合继续接受临床路径管理程序，经治医师会及时终止，并根据您病情的需要采取适宜的治疗措施。

3. 如您对临床路径还不了解或不接受临床路径管理的模式，您有权不入径。您本次住院期间的诊疗不会因此受到任何影响。

如您同意接受临床路径管理，请您配合我们完成临床路径诊疗工作，共同努力使您早日恢复健康。欢迎您对我们的临床路径管理工作进行监督。

患者和其监护人（/陪护人）意见：
我已经对上述知情同意书中的内容有了全面了解。
经慎重考虑，同意（ ）/ 不同意（ ）接受临床路径管理。（相应括号内打"√"）
患者签字：　　　　　　监护人（/陪护人）签字：
监护人（/陪护人）与患者关系：
医师签字：护士签字：
签字日期：　　年　　月　　日

第五节　双相情感障碍临床路径满意度调查

临床路径满意度调查是在患者出院时，由责任护士向其征求对临床路径全程医疗、护理工作的评价，以及对临床路径实施过程中的意见和建议，主要内容包括指导语和患者对医疗护理工作的评价两部分内容，主要为医护是否按照临床路径实施医疗行为，患者对医护的医疗行为是否满意。

实施临床路径管理患者或家属满意度调查表

1. 住院期间您对医生、护士的服务态度是否满意？
①满意　②不满意
2. 入院后医生和护士是否介绍环境设施、安全、饮食、疾病、用药等知识？
①详细介绍　②没有介绍
3. 入院期间各项治疗护理工作是否能及时到位？
①及时　②不及时
4. 入院后各项检查和化验能否及时完成？
①及时　②不及时
5. 检查前医生或护理人员会讲解有关注意事项？
①讲解　②不讲解
6. 手术患者，入院后医生和护士能否介绍手术前后的注意事项？
①详细介绍　②没有介绍
7. 住院期间医生能否按时查房？
①按时　②很少
8. 住院期间护士能够经常巡视病房，向您讲解疾病和康复知识，并指导？
①经常　②很少
9. 护士在为您进行注射、输液、发药等治疗前后，能否和对您的姓名、床号？
①能做到　②做不到
10. 您对临床路径是否满意？
①满意　②不满意
调查时间：年月日

第六节　双相情感障碍临床路径质量管理

临床路径管理作为医院管理的重要内容，是一种医疗质量管理的模式，具有持续改进的鲜明特征，必须有固定的组织管理，制定严格的标准并且规范制度，并严格按照制定的标准和制度规范进行标准化的管理才能够顺利进行。PDCA 循环理论作为一种宏观管理模型，运用于临床路径管理实践，能够有效地提高医院管理的水平、规范医疗行为、增进患者满意度，是一种有效的质量管理工具，对于临床路径管理实践顺利开展有着良好的指导作用。

一、临床路径组织管理

参照《临床路径管理指导原则（试行）》建立临床路径三级管理体系。

（一）建立临床路径三级管理体系

1. 医院临床路径管理委员会和临床路径指导评价小组

（1）构成：管理委员会由医院院长和分管医疗工作的副院长分别担任正、副主任，相关职能部门负责人和临床专家任成员；指导评价小组由分管医疗工作的副院长任组长，相关职能部门负责人任成员。

（2）职责：

管理委员会职责：

1）制订本医疗机构临床路径开发与实施的规划和相关制度；

2）协调临床路径开发与实施过程中遇到的问题；

3）确定实施临床路径的病种；

4）审核临床路径文本；

5）组织临床路径相关的培训工作；

6）审核临床路径的评价结果与改进措施。

临床路径指导评价小组职责：

1）对临床路径的开发、实施进行技术指导；

2）制订临床路径的评价指标和评价程序；

3）对临床路径的实施过程和效果进行评价和分析；

4）根据评价分析结果提出临床路径管理的改进措施。

2. 科室临床路径实施小组

（1）构成：由科室主任任组长，主管医疗的科室副主任任副组长，该临床科室医疗、护理人员和相关科室人员任成员。

（2）职责：

1）负责临床路径相关资料的收集、记录和整理；

2）负责提出科室临床路径病种选择建议，会同相关部门制订临床路径文本；

3）结合临床路径实施情况，提出临床路径文本的修订建议；

4）参与临床路径的实施过程和效果评价与分析，并根据临床路径实施的实际情况对科室医疗资源进行合理调整。

3. 临床路径个案管理员

（1）构成：由科室具有副高级以上技术职称的医师担任。

（2）职责：

1）负责实施小组与管理委员会、指导评价小组的日常联络；

2）牵头临床路径文本的起草工作；

3）指导每日临床路径诊疗项目的实施，指导经治医师分析、处理患者变异，加强与患者的沟通；

4）根据临床路径实施情况，定期汇总、分析本科室医护人员对临床路径修订的建议，并向实施小组报告。

（二）临床路径 PDCA 持续改进管理模式

循环往复的流程是 PDCA 理论的重要特征，其中 P 代表 Plan 主要是指目标方向的确定以及活动计划的确定；D 代表 Do 主要是指实现计划中的内容，并具体运用之；C 代表 Check 主要为检查，明确效果、找出问题，并且将计划的结果予以总结；A 是 Action 主要是行动或处理，总结经验，找出问题，纠正偏差，或是遵循制定好的工作指导书对于检查的结果予以处理，针对不能够处理的问题，在下一个 PDCA 循环进行解决。

1. 计划阶段（Plan）

（1）充分利用国家政策导向：2013 年，国家卫生计生委办公厅颁发的《国家卫生计生委办公厅关于切实做好临床路径管理工作的通知》明确要求各省级卫生计生行政部门根据本地区的实际，在前期工作的基础上，结合《临床技术操作规范》《国家基本药物目录》《临床技术操作规范》《临床诊疗指南》等，进一步细化本医院各病种的临床路径表单，其中双相情感障碍分为双相情感障碍轻躁狂发作、双相情感障碍躁狂发作、双相情感障碍（轻）中度抑郁发作、双相情感障碍重度抑郁发作、双相情感障碍混合状态、双相情感障碍未特定及疑难、危重双相情感障碍、伴躯体疾病双相情感障碍临床路径。2011 年，国家卫生部提出个体化给药方案的研究与监测为三甲评审要求；在前期基础上，不断修订完善改进，结合个体化治疗策略，本书中双相情感障碍分为双相情感障碍轻躁狂发作、双相情感障碍抑郁发作、疑难、危重双相情感障碍、伴躯体疾病双相情感障碍个性化临床路径。

（2）遵循循证医学证据：我们严格遵守循证医学思想，在对现有双相情感障碍医疗评价的基础上，广泛查阅双相情感障碍基础、临床相关文献，找出循证依据。在临床路径制定原则的指导下，将最新双相情感障碍研究进展结合双相情感障碍疾病特点、医院实际选出可行性双相情感障碍评估治疗方案。

（3）以本院精神疾病临床路径为基础：2010 年山西医科大学第一医院根据文件的指导原则结合精神疾病的特点编制了自己的精神疾病临床路径，并应用于临床检验，在临床试行过程中不断进行总结、反馈、持续改进，进一步完善修订了临床路径。2014 年以山西省卫生厅医疗质量控制中心精神卫生质控部为平台，组织有关专家进行讨论，修订并细化精神疾病临床路径为 23 个病种，并编写了《常见精神疾病临床路径》。在此基础上，结合双相情感障碍最新研究进展及患者个性特征修订了双相情感障碍个性化临床路径。

2. 实施阶段（Do）

（1）涉及病种逐步增加：自 2010 年笔者所在医院根据国家临床路径制定精神疾病临床路径时制定"双相情感障碍临床路径"，不断改进完善，直至 2014 年修订细化为双相情感障碍分为双相情感障碍轻躁狂发作、双相情感障碍躁狂发作、双相情感障碍（轻）中度抑郁发作、双相情感障碍重度抑郁发作、双相情感障碍混合状态、双相情感障碍未特定及疑难、危重双相情感障碍、伴躯体疾病双相情感障碍临床路径 8 个双相情感障碍临床路径，逐步扩大了入径病种。并在此基础上，结合患者的个性特征，进行个性化诊疗，把个性化临床路径运用于临床进行检验、总结、反馈、分析、修订。

（2）工作流程逐步完善：医院的流程管理主要在于流程规范和流程优化，流程管理实施步骤为：①界定核心流程；②评价核心流程状况并找出薄弱环节；③流程试运行；④再次评估流程将其应用于临床路径管理，构建临床流程管理实施方案。

3. 监测阶段（Check）

（1）重视变异监测：医院实施临床路径管理的过程中很容易出现的一个问题

就是路径病种的变异，因此临床路径的变异监测是临床路径质量控制的重要环节。首先明确变异的内涵，然后把变异的指标具体化，加强科室间及科室内各工作人员的协同，重视变异的监测及记录。

（2）完善监测指标：临床路径综合评价的机制需要确保医疗质量、提供医疗服务、保证医疗安全、提高医疗效率、满足患者满意度以及有效的控制费用等等。医院临床路径在完善医院以及科室科学合理的考核制度下进行，主要临床路径评价指标有医疗效率指标、医疗效果指标、经济指标、工作量指标、满意度指标。

4. 处理阶段（Action）

（1）改进变异分析、处理方法：提高变异管理的品质与效率，探索多种变异管理的手段与方法是解决当前变异分析方法单一的有效途径。增加双相情感障碍对比研究，将未经改进的病例与改进后的病例对比，研究针对变异的改进对策是否有效。

（2）实施效果反馈：临床路径实施效果反馈是 PDCA 最后环节，就是在临床路径实施过程中出现的难点和问题予以分析，并相对应的提出解决措施，使临床路径实践进行优化，对于已发布实施的临床路径的规范性、先进性、科学性以及可操作性进行更进一步的完善和论证。最后，对于临床路径管理相关制度进一步的予以完善，将临床路径的控制水平和质量管理进行提高。

二、临床路径质量控制

（一）临床路径质量控制评价指标

1. 医疗效率指标

（1）平均住院日

（2）床位使用率

（3）床位周转率

2. 医疗效果指标

（1）好转率

（2）死亡率

（3）再住院率

（4）医院感染例数

（5）抗生素使用率

3. 经济指标

（1）住院总费用

（2）药品费用

（3）检查费用

（4）病种均费用

4. 工作量指标

（1）出院人数

（2）入径率

（3）完成率

（4）变异完成率

（5）变异退出率

5. 满意度指标

（二）临床路径质量控制方式

1. 基础质量控制　是临床路径得以不断完善的关键，贯穿于临床路径实施的整个过程。临床路径管理基础质量控制的反馈效果决定了环节质量控制能否持续有效开展。基础质量控制包括了相关岗位人员的职责定位以及医院工作核心制度、相关工作人员对核心制度的执行力度等。

2. 环节质量控制　医疗质量就是各医疗环节具体运行的结果，环节质量直接影响整体医疗质量，并提出从系统水平进行环节质量控制、全程质量与重点环节管理相结合、实现医疗环节质量实时监测和控制等建议，通过环节质量控制发现医院重大医疗事故发生率下降，医保控制指标连年较好完成，平均住院天数、药占比等医疗营运指标保持良好态势

3. 终末质量控制　终末质量控制是对已经完成的临床路径进行最终的质量控制，是对基础质量控制及环节质量控制的复核。建立并应用一套完整、科学的医疗质量评价反馈体系，对医疗环节质量进行实时监控是提高医疗质量的重要举措，终末质量控制主要评价指标有医疗效率指标、医疗效果指标、经济指标、工作量指标、满意度指标。

第七节　双相情感障碍临床路径信息化管理

一、我国临床路径信息化管理存在的问题

随着数字化医院的建设，电子病历系统、挂号系统、检验科信息系统等医院

信息系统已全面普及使用。纸质临床路径自身存在执行不便、填报耗时、统计困难等一系列问题，又无法与现有医院信息系统融合，造成了临床路径的实施瓶颈。在数字化医院全面建设的今天，纸质临床路径显然不能满足医疗信息化的要求，临床路径电子化势在必行。

随着医院 HIS 系统的推广，多数医院已经实现医疗信息化，在此基础上要实现临床路径的信息化，只能在原有 HIS 系统中嵌入路径路径，限制了临床路径的使用，这样不但提高不了临床路径的使用效率，反而增加了医护人员的负担。目前我国临床路径信息化管理存在的问题如下。

（1）临床路径系统导入功能中没有进行双相情感障碍各临床路径入径的评估，造成很多不符合入径条件的病人进入双相情感障碍路径，增加路径的整体变异率。

（2）临床路径系统关键节点管理，需要人工输入，不能按照节点自动过渡，易遗漏工作内容。

（3）临床路径关键质量点控制，是手工流程，是事后流程，无法及时对关键质量点进行管理。

（4）临床路径系统中临床路径变异分析需要临床医生进行人工判断及记录分析；易遗漏或者误判变异。

（5）临床路径系统数据分析统计工作自动化程序低，许多数据都需要二次加工，每月及季度数据统计的工作量都很大。

（6）多数医院信息系统建设多为孤立架构，缺乏不同系统之间的内在联系，医疗信息资源通常是分散存在的，不利于科研研究的数据收集、整合与分析。

二、精神疾病临床路径信息化管理的特点

目前"个体化"的思想正逐步渗入到医学实践中，这揭示了实践的医学将不再是继续以疾病为主要研究对象，而是以人的健康为研究对象的健康医学。突出个性特征的临床诊疗过程，即个体化诊疗也成为医学发展的必然趋势。但是个性化临床路径的实施必要依靠信息化基础。利用信息化把临床路径的工作流程与辅助决策系统、病人特性联系起来，借助临床路径诊疗流程深入到每个医生的工作实践中，增加临床路径的动态适应能力是临床路径信息化发展的必然。精神疾病临床路径信息化管理的特点如下。

1. 诊疗流程的分段　在领域专家或临床医护人员的协助下，分析双相情感障

碍临床路径表单的共性内容和结构，并将其映射到病人全诊疗过程图中。全诊疗过程图从病人的视角出发，描述了病人进入临床路径到退出该临床路径过程中的所有诊疗环节，并按时间顺序进行排列。基于对临床路径执行情况的分析，以关键临床事件（如入院、出院等）与变异多发点为节点，将临床路径全流程分为若干诊疗流程段，如出院前一天、出院当天等。

2. 个体化治疗方案的形成　入径率是反应临床路径实施情况的重要指标。临床路径规定的标准诊疗流程很难适用于病人的个性化情况。尤其是精神疾病的特殊性及复杂多变性，如家族史、疾病发作次数、过敏史、就诊史、生活事件、人格等都可能影响到标准化临床路径的执行，从而大大降低临床路径的入径率，增加医务人员的工作负担。双相情感临床路径要将标准化临床路径基于病人特性形成个性化诊疗方案的双相情感障碍个性化临床路径。

3. 关键信息要素提取　在充分细化双相情感障碍临床路径的基础上，依据双相情感障碍领域专家的指导意见，将路径执行的隐性知识明示化，即把每个任务分解成为不同层级的子任务，分析影响任务顺利执行的关键，提出了临床路径过程的七个要素：病人信息、医护人员信息、治疗场所、治疗干预范畴、时间、目标和转归、变异记录。一方面，基于知识的标准化临床路径根据病人临床信息在路径执行之前自动调整生成面向病人的个性化诊疗计划。路径相关的病人临床信息来自接诊时详细的问诊，主要包括过敏药物、病症史、实验室检验结果，以及反射性检查报告等。另一方面，基于病人特性的诊疗计划在其实施过程中能够根据监测到的病人状态做出实时反应，并对异常的临床状态做出实时动态调整。病人临床数据重点包含患者的个性特征、生长环境、历史诊疗记录、当前诊疗状态以及对特定处置和药物的过往反应等。在医疗机构临床实践中，当电子化临床路径应用到某一个病人时，医护人员需要根据病人的临床状态判断临床路径是否适用于该病人。对于适用的病人，医护人员也需要对临床路径的条目如医嘱进行修改。如果病人的临床数据复杂，那么需要调整的路径项目就可能增多，限制了临床路径应用的效率。而且，医护人员在高强度工作状态下可能遗漏病人的某些特性，造成不规范操作甚至是医疗事故。在精神疾病路径中，将把提取的病人信息数据与临床路径知识库中预设的规则相结合，使标准临床路径根据病人特性实现自动调整。

4. 表单明确化　卫计委发布的双相情感障碍临床路径表单对于医疗环节的描述直接服务于临床实践是远远不够的，包含了一些笼统的或模棱两可的表达。例如表单中常常出现"情感稳定剂"这一描述，但是，对该描述的执行是无法达成的，因为它没有明确执行是何种"情感稳定剂"说明。在双相情感障碍临床路径中根据患者的相关信息明确了临床路径表单。

5. 数据的提取、分析及统计　之前临床数据都是以手工方式整理和分析，数据的可靠性得不到保障，况且数据易丢失，与此同时，人工统计数据，工作量大，数据核查滞后、数据清理困难、数据质量不高，这样很难保证数据信息全面、真实。双相情感障碍临床路径信息化管理解决了部分难题，信息系统可直接提取数据并分析、统计数据形成直观可视图表。

第五章 精神疾病相关重点检查治疗说明

目前精神疾病的病因未明,而且各种躯体疾病的首发症状是以精神症状出现,因此诊断上是最容易出现误诊、漏诊,而延误治疗;其次治疗上由于对精神疾病的误解长期以来缺乏规范有效的治疗,不能进行全面的评估综合个体化的治疗导致患者的病情加重带来严重的社会问题;第三各种精神药物会导致各种副作用,若不及时检查治疗,将给患者带来严重的伤害;目前由于以上的各种原因,已在临床上出现多起医疗纠纷、医疗事故,给医患双方都带来了痛苦及经济损失。随着国家对精神疾病的重视及学科的发展,对精神疾病的诊断治疗已不断的规范,并出台了各种精神疾病的规范化诊疗指南,并在不断地完善改进,不但提高了患者的诊断治愈率,而且提高了医疗质量、医疗安全,降低了医疗差错、医疗事故的发生。以下是精神疾病规范化诊疗相关说明。

第一节 精神疾病检查相关说明

一、精神疾病安全风险评估

精神疾病患者由于角色及情绪的改变,常常会出现一些异常的行为,如自伤、自杀、冲动攻击等,不仅会对患者自身、他人和物品造成伤害或威胁,同时也延长了患者的住院时间、增加了疾病负担。研究显示,在社区精神疾病患者中,自伤、冲动等行为的发生率为 18%~21%;而在住院治疗的精神疾病患者中,由于精神疾病患者多处于疾病的急性期,症状丰富,有的患者正是因为发生了自伤、冲动等行为才被发现并送入院的,因此院内患者自伤、冲动行为高达 45%,为此90%的精神科医护人员在执业生涯中至少受到过一次攻击。而且,研究显示:精神疾病患者自伤、冲动等行为的突出特点是少数患者反复发生(即大多数患者病情稳定时可以控制自己的情绪)且发现这些患者在一般资料、精神状态、诊断分型、历史因素等方面呈现出一系列的特点,因此,如何有效地识别自伤、攻击等冲动行为的危险因素,及时进行准确的评估,可以提示医护人员及患者家属提前做好预防措施、及时消除危险因素,预防和减少冲动行为的发生,是历来精神科一直特别关注的问题,也是精神疾病患者医疗安全的前提。

二、实验室、脑电生理及影像学检查

（一）性系列

近年，性激素水平与精神障碍的关系已引起国内外医学界的重视，研究发现，男性内源性抑郁患者血浆睾丸酮水平，促卵泡成熟激素和黄体生成激素较正常人低，其睾丸酮水平与抑郁的严重程度呈负相关。躁狂状态的患者 E2 值无论是平均值还是绝对值均明显低于抑郁状态患者，但 T 值则是前者明显高于后者。非典型抗精神病药物可引起血清泌乳素的升高，引起内分泌相关问题。此外研究发现，使用精神科药物治疗精神症状的同时，也改善了伴随的性功能障碍，但是精神科药物常见的不良反应也是性功能障碍，影响到 35%～60% 服药人群。因此为了预防精神疾病症状的加重，提高患者的生活质量，增加服药依从性和减少精神症状的复发，治疗精神障碍的患者时应监测患者性激素水平。

（二）甲状腺功能

很久以来人们已经注意到甲状腺功能与精神障碍密切相关。甲状腺激素过多或不足都会引起精神异常，其中以抑郁最为常见；精神障碍患者也常存在甲状腺功能异常，据统计，精神障碍患者中伴有严重甲状腺功能异常的占 1%～4%，而伴亚临床甲减的则占 4%～40%。据统计，甲亢患者抑郁障碍的发生率为 31%～69%，抑郁症患者抗甲状腺抗体滴度增高者发生率可达 20%，而普通人群只有 5%～10%；同时，抑郁症患者体内甲状腺结合抑制性免疫球蛋白也高于正常，提示存在针对甲状腺的自身免疫过程。因此美国临床内分泌协会提出，在每一个抑郁症患者中必须排除临床甲减或亚临床甲减的诊断。在其他精神障碍中发现甲状腺功能异常的证据结论不一致，但是甲状腺功能和精神障碍的相互作用是不容忽视的，对精神障碍患者，特别是抑郁的患者常规检测甲状腺功能是必要的。

（三）D-二聚体

由于精神疾病症状以及抗精神药物的镇静作用，导致患者活动减少、卧床增多，进食减少等等各种原因，会导致下肢静脉血栓的形成，进而可能出现肺栓塞危及生命。此外精神药物的副作用会导致患者代谢及内分泌方面副作用体重增加、血脂血糖升高再加活动的减少会导致下肢静脉血栓的形成，此外抗精神药物血液系统副作用可引起血液凝固性增加，易发生血管栓塞性疾患，常见的是下肢静脉血栓，若不能及时发现治疗其后果就是栓子的脱落导致肺栓塞危及生命，D-二聚体的检查是发现栓塞的最简易、经济的检查，故精神疾病患者在使用抗精神药物前后要监测 D-二聚体，以免栓塞的发生或加重。

（四）头颅影像学检查

近几年对于精神疾病病因机制的研究有了长足的进步，各种假说参差不齐，但相对较一致的观点是精神疾病神经发育障碍以及神经可塑性假说。由此大量研究报道了相关的脑结构及功能的异常，如抑郁障碍的脑影像学研究发现抑郁障碍患者的额叶体积减小、海马体积减小，杏仁核体积增大，基底节体积改变等。双相情感障碍患者的大脑结构异常主要包括前额叶、边缘系统前部和中部脑区局部灰质的体积减小及白质结构的变化，非特异性的脑室扩大，白质高信号增加等异常表现，发病年龄早的患者表现往往更为明显。尽管目前对于精神疾病的脑影像研究有一定的不足和限制，但足以证明精神疾病存在脑结构的改变，将来可能是诊断精神疾病的生物学指标之一。除此之外，一些脑器质性隐匿病变也会导致精神病性症状，甚至以精神病性症状首发，在精神科常规行头颅影像学检查一方面可以排查器质性病变，以免延误治疗；另一方面可以根据脑影像结果指导诊断及治疗。

（五）脑电生理检查

在精神科临床上，目前诊断精神障碍的途径仍然主要是基于对症状的观察，迄今还没有公认的提示该障碍的特征性的生物学指标。但是在既往的研究中发现在精神障碍患者中存在一些脑电生理的异常。如躁狂抑郁性精神病病人常规 EEG 检查的主要发现有：在 α 活动的数量及频率方面，躁狂症与抑郁症无差异或前者稍快，抑郁症平均频率较正常人低，α 指数也较低，重性抑郁较非重性抑郁 α 指数低等情况。在睡眠脑电研究方面，大家公认抑郁症病人有睡眠脑电的改变，比较一致的发现是睡眠总时间减少，睡眠潜伏期延长，觉醒增多及早醒，深睡眠减少；在诱发电位检查中：研究最初曾发现精神病性抑郁对于任何固定强度刺激的反应，其初始成分的平均振幅都较高，明显不同于神经症性抑郁、精神分裂症、人格障碍和正常人。由此可见，精神疾病脑电生理的检查将成为精神疾病的诊断及疗效的判断的客观生物学指标之一。除此之外，对精神疾病脑电生理的常规检查也可以排除器质性病变带来的精神病性症状。

（六）其他

研究证实了 HIV 感染人群中重症抑郁及自杀风险的高患病率。由于感染性疾病病程较长，对患者的日常生活及人际交往有很大的影响，很容易引起患者的情感不稳，甚至导致精神疾病。由于一些社会、个人因素，多数患者会隐瞒病史，再则感染性疾病本身也可以导致精神疾病，因此入院常规感染性疾病的筛查是必要的。有研究显示，丙戊酸盐可升高患者颅内血氨浓度，导致相关临床症状的发生，因此在使用丙戊酸盐情感稳定剂时需监测血氨浓度。越来越多的证据发现精神疾病患者存在的认知功能缺陷和血糖代谢调节紊乱，其糖耐量减低和 2 型糖尿病的发生率较普通人群明显增高，约为普通人群的 2～4 倍，预示着二者间可能存在潜在相关性。

三、心理测查及评估

目前，评定量表已经在心理卫生科学研究和临床实践中发挥着重要作用，并将在心理卫生评估工作中继续占有重要地位。评定量表作为心理学的研究方法之一，无论是进行临床诊断，判定疗效，还是进行心理咨询和治疗，均能提供有效的参考依据和参考价值，是分析求助者心理问题的重要工具。其应用范围已涉及心理学、社会学及精神科等领域。随着医学模式的转变，精神症状评定量表应用是 20 世纪 60 年代精神医学的一大进展，其促进了精神医学科研的可比性及科学性，在研究人类行为与心理健康中，必须有标准化及量化工具，才能评定人类行为与心理健康程度、内容及范围。我国在 80 年代中期已相应在精神医学领域中广泛应用，因此，评定量表及相关心理测查在医学心理学研究中亦是必不可少的测试工具。其评定量表的频率根据量表的性质及患者的病情由精神科医师掌握，其目的是了解患者的症状改善及社会心理因素对患者的影响。

第二节　精神疾病治疗相关说明

一、药 物 治 疗

随着精神科药物的不断发展和完善，精神疾病的药物治疗取得了长足的进步。然而在临床治疗过程中精神科药物并不能完全消除精神疾病的伴随症状，比如认知功能、躯体化症状、睡眠障碍等。近几年一些改善脑循环，营养脑神经的药物在辅助治疗精神疾病中取得很好的效果。如倪俊芝研究发现用长春西汀辅助治疗抑郁障碍疗效显著好于单纯抗抑郁药物治疗，还有一些其他改善脑循环的液体可以改善精神疾病认知功能的报道，如长春西汀改善精神分裂症的认知功能，长春西汀可以改善 MECT 治疗后导致的记忆损害，奥拉西坦作为中枢系统网状结构的拟胆碱能的益智药，对高级精神活动等大脑的认知和行为活动有益等。其可能机制为：精神障碍患者常伴有焦虑情绪，使微循环血流减少，尤以心脑血管血流减少为甚，而这些药物可以起到扩张血管、改善供血、促进脑代谢、保护、激活或促进神经细胞功能恢复的作用，使得躯体化症状、睡眠障碍症状得以改善，促进了患者记忆及学习能力。大量的研究也报道了灯盏花相关制剂可以明显改善脑血流量，改善脑功能。因此精神疾病的治疗不再是单一的改善症状，更是要以改善患者的认知，恢复患者的社会功能为目标，要摒弃以前单一用精神科药物的观念，要辅助给予改善脑功能药物。

二、心理治疗

心理治疗起源于对精神障碍的治疗，在精神疾病的治疗中，一直起着很重要的作用，其目的是调动和激发病人对现状改善的动机和潜能，以消除和缓解病人的心理问题和障碍，促进其人格的成熟和发展。精神疾病的发生发展与患者的人格特征、社会环境、成长环境及心理因素有很大的关系，有针对性的社会技能训练、家庭治疗、认知康复和放松训练、支持性治疗等，是精神障碍患者辅助的但却是有效的心理社会干预。除此之外，对于住院精神疾病患者缓解症状，药物是关键的治疗。但是有效的心理教育如对于疾病的症状、可能的病因、干预的方法以及药物的作用等的讲述，可使患者了解自己的疾病、减少患者、家属对疾病的恐慌，增强对治疗的信心，使患者对于治疗充满希望，对临床治疗才有正性的影响。再者，心理治疗可以增加患者治疗依从性，由于许多药效不明显或药物副作用会导致患者出现对治疗不依从的现象，这对于精神障碍者来说是个很危险因素，它会导致病情的复发和提高重新住院率。因此对他们的教育是经常性的、随时的。研究显示短期的认知行为治疗能增加精神障碍患者治疗的依从和减少复发率。

三、物理治疗

（一）无抽搐电休克治疗（MECT）

无抽搐电休克（MECT）原理是用一定量的短暂脉冲式矩形波电流通过脑部，

结合麻醉和肌松技术，引起中枢神经系统大脑皮质癫痫样放电而达到治疗作用，是目前较安全而且有效的物理治疗方法。Kramer BA 报道 MECT 治疗精神分裂症有效率 75%，躁狂症有效率 90%，抑郁症有效率 90%，国内曹氏等报道 MECT 总有效率为 85.6%，显效率为 30.9%。由于精神疾病患者可能出现一些自伤、自杀、冲动攻击等行为，如果得不到及时的控制可能引起严重的后果，但精神科药物存在起效慢、副作用大等特点，让精神疾病的治疗遇到瓶颈，MECT 效果好，副作用小，能相对快速控制症状，在精神疾病的治疗得到广泛的应用，但 MECT 不能代替药物治疗，效果也具有相对性，在临床使用中需综合评估患者的病情。

（二）经颅磁刺激治疗（rTMS）

近年来，rTMS 技术作为一种无创性脑皮质刺激方法已被应用于精神疾病的辅助治疗中。近期两篇 meta 分析显示在治疗抑郁症方面 rTMS 组比对照组和假性 rTMS 刺激组具有较大的优越性；在双相躁狂方面进行的 4 项研究中有 3 项报道高频右侧 DLPFC 刺激对双向躁狂有效；对精神分裂症的研究显示低频 rTMS 对治疗精神分裂症幻听有效，并且安全、易耐受；一项开放性研究报道低频刺激对广泛性焦虑有效；Bloch 等人开展了一项随机交叉双盲对照试验，采用高频刺激作用于 13 名 ADHD 成人患者的右侧 DLPFC，结果发现患者的注意缺陷得到了较好的改善。由此提示，rTMS 安全性高，易耐受，适用于门诊及住院患者，根据前人的研究经验我们可以得出：治疗周期 10 次以上对精神障碍的疗效可能会更好。

（三）生物反馈技术等

生物反馈（biofeedback，BF）是在行为疗法的基础上发展起来的一种物理治疗技术，广泛应用于各种生理心理紊乱的病症（如运动控制，便秘，高血压等），有研究报道称脑电生物反馈治疗对于抑郁发作或者伴有抑郁症状的其他精神疾病也是一种非常重要的治疗和干预方式。

第三节　精神疾病疗效评估相关说明

2012 年来自百济药房药讯关中于抑郁症的病原学和疗效预测最新进展报道：2009 年一项纳入 41 项研究、共计 6564 例抑郁症患者的荟萃分析显示，相当一部分患者在 2 周内获得改善，17 项汉密尔顿抑郁量表（HAMD-17）评分减分率≥

20%；此外，抗抑郁药治疗 2 周内改善预测持续有效率和持续临床治愈率的敏感性分别为 81%～98%和 87%～100%，阴性预测值分别为 82%～96%和 95%～100%，提示 2 周疗效是后期治愈的重要预测指标，早期未获得改善的患者可考虑及时调整方案。因此，为了避免患者康复延迟，早期改善患者的症状，在本路径中精神障碍的疗效预测暂为 2 周。

第四节　影响治疗效果的临床因素说明

一、精神疾病因素

确定治疗性质和强度时考虑的因素有：精神疾病症状的严重程度、患者的人格特点、精神疾病相关的认知功能、痴呆、物质滥用等。

二、人口统计和心理社会因素

女性和男性在评价和治疗存在着多方面的差别。有些女性患者的症状会随着性腺激素水平而波动，因此评估应该包括对整个生殖生活史过程中的情绪变化的详细评价（如月经、怀孕、口服避孕、流产、更年期、老年等）。家庭情况及家族病史的问题，包括心境障碍和自杀，也可能影响治疗计划，是初始评估的重要因素。

三、伴发躯体疾病的治疗指征

伴发躯体疾病的精神疾病患者加重精神疾病的治疗难度。一些躯体疾病除了直接可以引发精神症状外，虚弱、痛苦、慢性躯体疾病常常作为持续的应激，使患者处于精神心理敏感紧张状态。精神疾病也会增加躯体疾病的危险性，如心脏病。由于精神疾病和躯体疾病之间的相互关系，对于躯体疾病患者，精神疾病的识别和治疗非常重要，反之亦然。精神科医生还应该注意精神科药物和伴发躯体疾病及患者服用的其他非精神科药物的相互作用。

参 考 文 献

曹克慎, 傅深省. 2003. 脉冲波无抽搐电休克对精神分裂症急性期干预的疗效分析. 中国新医药杂志, 5: 33-34.

程祖胜, 夏国园, 夏瑞明. 2011, 首发精神分裂症患者脑形态CT研究. 中华全科医学, 7 (9): 1134-1136.

丛伟东, 陈明森, 纪家武, 等. 2002. 长春西汀对认知功能障碍的疗效观察, 临床精神医学杂志, 12 (1): 12-14.

方贻儒, 刘铁榜. 2013. 双相障碍抑郁发作药物治疗专家建议. 中国神经精神疾病杂志, 39 (7): 385-390.

郭念锋. 2002. 国家职业资格培训教程心理咨询师. 北京: 民族出版社, 22-31.

江开达, 马弘. 2010. 中国精神疾病防治指南 (实用版). 北京: 北京大学医学出版社.

金卫东, 马永春. 2010. 循证精神病学. 北京: 人民军医出版社.

李风君, 赵春芬, 孙广斌. 2006. 灯盏细辛注射液治疗脑梗死疗效观察. 实用中医药杂志, 22 (10): 610-611.

李凌江, 马辛. 2015. 中国抑郁障碍防治指南. 第2版. 北京: 中华医学电子音像出版社.

倪俊芝. 2006. 长春西汀辅助治疗抑郁症疗效观察. 中国健康心理学杂志, 14 (5): 548-549.

任育麟, 张巍, 于东升, 等. 1997. 躁狂症血液性激素水平测试分析. 临床精神医学杂志, 7 (4): 211.

宋继育, 刘正学, 王渌生, 等. 1994. 躁郁症不同临床状态血液性激素水平初探. 河北精神卫生, 7 (4): 207-209.

陶红兵. 2010. 基于临床路径管理的医疗质量与费用控制策略. 北京: 科学出版社.

吴大鸿, 刘晓娟, 曾鸿. 2006. 灯盏细辛注射液对脑梗死患者的疗效及血液流变学的影响. 广东医学, 27 (7): 1088-1059.

徐永红, 张国云, 吴乐平, 等. 2008. 长春西汀治疗MECT所致的记忆障碍临床观察. 中国现代药物应用, 9 (2): 36-37.

杨甫德, 王向群. 2001. 精神分裂症认知功能 (上). 临床精神医学杂志, 11 (2): 112-113.

于欣, 方怡儒. 2015. 中国双相障碍防治指南. 第2版. 北京: 中华医学电子音像出版社.

于欣, 石川, 金华, 等. 2006. 人类免疫缺陷病毒感染者抑郁障碍、自杀风险和日常生活能力的研究, 中华精神科杂志, 39 (2), 94-97.

曾涛, 焦志安, 唐济生, 等. 1997. 精神分裂症患者的性激素分泌变异. 中华神经科杂志, 30 (4): 213-216.

张明园, 何燕玲. 2015. 精神科评定量表手册. 长沙: 湖南科学技术出版社.

赵骞, 周仁来. 2012. 生物反馈对抑郁症干预研究的元分析. 北京师范大学学报 (自然科学版), 2, 48 (1): 101-104.

赵靖平, 杨德森, 刘哲宁. 2000. 以阴性症状为主的精神分裂症患者认知功能与局部脑血流的研究. 中华精神科杂志, 8 (33): 134-136.

中国防治认知功能障碍专家共识专家组. 2006. 中国防治认知功能障碍专家共识. 中华内科杂志, 45 (2): 171-173.

中国医院协会. 2012. 三级精神病医院评审标准实施细则（2011年版）. 北京：人民卫生出版社.

周保利，英立平. 2012. 临床路径应用指南. 北京：北京大学医学出版社.

Stephen M. Stahl, 司天梅, 等. 2011. Stahl 精神药理学精要神经科学基础与临床应用. 第3版. 北京：北京大学医学出版社.

Almvik R, Woods P. 2000. The Breset Violence Checklist Sensitivity, Specificity, and Interrater Reliability. Journal of Interpersonal Violence, 15（12）：1284-1296.

Bloch Y, Harel EV, Aviram S, et al. 2010. Positive effects of repetitive transcranial magnetic stimulation on attention in ADHD Subjects: a randomized controlled pilot study. World J Biol Psychiatry, 11：755-758.

Bystritsky A, Kerwin LE, Feusner JD. 2009. A preliminary study of fMRI-guided rTMS in the treatment of generalized anxiety disorder: 6-month follow-up. J Clin Psychiatry, 70：431-432.

Gin S Malhi, Danielle Adams, Michael Berk. 2010. The pharmacological treatment of bipolar disorder in primary care. MJA, 193：S24-S30.

Hoffman RE, Hawkins KA, Gueorguieva R, et al. 2003. Transcranial magnetic stimulation of left temporoparietal cortex and medication-resistant auditory hallucinations. Arch Gen Psychiatry, 60：49-56.

Joffe RT. 1987. Antithyroid antibodies in major depression. Acta Psychiatr Scand, 76（5）：598-599.

Journal compilation 2009 Blackwell Munksgaard. 2009. Canadian Network for Mood and Anxiety Treatments（CANMAT）and International Society for Bipolar Disorders（ISBD）collaborative update of CANMAT guidelines for the management of patients with bipolar disorder: update 2009, 11：225-255.

Kaptsan A, Yaroslavsky Y, Applebaum J, et al. 2003. Right prefrontal TMS versus sham treatment of mania: a controlled study. Bipolar Disord, 5：36-39.

Kathol RG, Delahunt JW. 1986. The relationship of anxiety and depression to symptoms of hyperthyroidism using operational criteria. Gen Hosp Psychiatry, 8（1）：23-28.

Lam RW, Chan P, Wilkins-Ho M, et al. 2008. Repetitive transcranial magnetic stimulation for treatment-resistant depression: a systematic review and meta analysis. Can J Psychiatry, 53：621-631.

Michael N, Erfurth A. 2004. Treatment of bipolar mania with right prefrontalrapid transcranial magnetic stimulation. J Affect Disord, 78：253-257.

Raja M, Azzoni A. 2005. Hostility and violence of acute psychiatric inpatients. Clin Pract Epidemol MentHealth, 1-11.

Rippon TJ. 2000. Aggression and violence in health care professions. J Adv Nurs, 31（2）：452-460.

Saba GJ, ocamora F, Kalalou K, et al. 2004. Repetitive transcranial magnetic stimulation as an add-on therapy in the treatment of mania: a case series of eight patients. Psychiatry Res, 128：199-202.

Schutter DJ. 2009. Antidepressant efficacy of high-frequency transcranial magnetic stimulation over the left dorsolateral prefrontal cortex in double-blind sham-controlled designs: a meta-analysis. Psychol Med, 39：65-75.

Swanson JW, Swartz MS, Van Dora RA, et al. 2006. A national study of violent behavior in persons with schizophrenia. Arch Gen Psychiatiy, 63（5）：490-499.

附录1 卫生部临床路径管理相关文件及双相情感障碍临床路径（2012版）

卫生部关于印发《临床路径管理指导原则（试行）》的通知

各省、自治区、直辖市卫生厅局，新疆生产建设兵团卫生局：

为指导医疗机构开展临床路径管理工作，规范临床诊疗行为，提高医疗质量，保障医疗安全，我部组织制定了《临床路径管理指导原则（试行）》。现印发给你们，供卫生行政部门和医疗机构在医疗质量管理工作中参照执行。

二○○九年十月十三日

临床路径管理指导原则（试行）

第一章 总 则

第一条 为提高医疗质量，保障医疗安全，指导医疗机构开展临床路径管理工作，制定本指导原则。

第二条 各级各类医疗机构应当参照本指导原则实施临床路径管理工作。

第二章 临床路径的组织管理

第三条 开展临床路径工作的医疗机构应当成立临床路径管理委员会和临床路径指导评价小组（以下分别简称管理委员会和指导评价小组）。医疗机构可根据实际情况指定本机构医疗质量管理委员会承担指导评价小组的工作。

实施临床路径的临床科室应当成立临床路径实施小组（以下简称实施小组）。

第四条 管理委员会由医院院长和分管医疗工作的副院长分别担任正、副主任，相关职能部门负责人和临床专家任成员。管理委员会履行以下职责：

（一）制订本医疗机构临床路径开发与实施的规划和相关制度；

（二）协调临床路径开发与实施过程中遇到的问题；

（三）确定实施临床路径的病种；

（四）审核临床路径文本；

（五）组织临床路径相关的培训工作；

（六）审核临床路径的评价结果与改进措施。

第五条　指导评价小组由分管医疗工作的副院长任组长，相关职能部门负责人任成员。指导评价小组履行以下职责：

（一）对临床路径的开发、实施进行技术指导；

（二）制订临床路径的评价指标和评价程序；

（三）对临床路径的实施过程和效果进行评价和分析；

（四）根据评价分析结果提出临床路径管理的改进措施。

第六条　实施小组由实施临床路径的临床科室主任任组长，该临床科室医疗、护理人员和相关科室人员任成员。临床路径实施小组履行以下职责：

（一）负责临床路径相关资料的收集、记录和整理；

（二）负责提出科室临床路径病种选择建议，会同药学、临床检验、影像及财务等部门制订临床路径文本；

（三）结合临床路径实施情况，提出临床路径文本的修订建议；

（四）参与临床路径的实施过程和效果评价与分析，并根据临床路径实施的实际情况对科室医疗资源进行合理调整。

第七条　实施小组设立个案管理员，由临床科室具有副高级以上技术职称的医师担任。个案管理员履行以下职责：

（一）负责实施小组与管理委员会、指导评价小组的日常联络；

（二）牵头临床路径文本的起草工作；

（三）指导每日临床路径诊疗项目的实施，指导经治医师分析、处理患者变异，加强与患者的沟通；

（四）根据临床路径实施情况，定期汇总、分析本科室医护人员对临床路径修订的建议，并向实施小组报告。

第三章　临床路径的开发与制订

第八条　医疗机构一般应当按照以下原则选择实施临床路径的病种：

（一）常见病、多发病；

（二）治疗方案相对明确，技术相对成熟，诊疗费用相对稳定，疾病诊疗过程中变异相对较少；

（三）结合医疗机构实际，优先考虑卫生行政部门已经制定临床路径推荐参考文本的病种。

第九条　临床路径诊疗项目包括医嘱类项目和非医嘱类项目。

医嘱类项目应当遵循循证医学原则,同时参考卫生部发布或相关专业学会(协会)和临床标准组织制定的疾病诊疗常规和技术操作规范,包括饮食、护理、检验、检查、处置、用药、手术等。

非医嘱类项目包括健康教育指导和心理支持等项目。

第十条 医疗机构应当根据本机构实际情况,遵循循证医学原则,确定完成临床路径标准诊疗流程需要的时间,包括总时间和主要诊疗阶段的时间范围。

循证医学的运用应当基于实证依据,缺乏实证依据时应当基于专家(专业团体)共识。制订临床路径的专家应当讨论并评估实证依据的质量和如何运用于关键环节控制。

第十一条 临床路径文本一般应当包括医师版临床路径表和患者版临床路径告知单。

(一)医师版临床路径表。

医师版临床路径表是以时间为横轴、诊疗项目为纵轴的表单,将临床路径确定的诊疗项目依时间顺序以表格清单的形式罗列出来。各医疗机构可根据本机构实际情况,参考附件1制订医师版临床路径表。

(二)患者版临床路径告知单。

患者版临床路径告知单是用于告知患者其需要接受的诊疗服务过程的表单。各医疗机构可根据本机构实际情况,参考附件2制订患者版临床路径告知单。

<h3 style="text-align:center">第四章 临床路径的实施</h3>

第十二条 实施临床路径的医疗机构应当具备以下条件:

(一)具备以病人为中心的服务标准;

(二)临床路径文本所列诊疗项目的可及性、连续性有保障;

(三)相关科室有良好的流程管理文本和训练;

(四)关键环节具有质控保障;

(五)具备紧急情况处置和紧急情况警告值管理制度能力评估。

第十三条 临床路径实施前应当对有关业务科室医务人员进行相关培训,培训内容应当包括:

(一)临床路径基础理论、管理方法和相关制度;

(二)临床路径主要内容、实施方法和评价制度。

第十四条 临床路径一般应当按照以下流程实施(流程图见附件3):

(一)经治医师完成患者的检诊工作,会同科室个案管理员对住院患者进行临床路径的准入评估；

（二）符合准入标准的，按照临床路径确定的诊疗流程实施诊疗，根据医师版临床路径表开具诊疗项目，向患者介绍住院期间为其提供诊疗服务的计划，并将评估结果和实施方案通知相关护理组；

（三）相关护理组在为患者作入院介绍时，向其详细介绍其住院期间的诊疗服务计划（含术前注意事项）以及需要给予配合的内容；

（四）经治医师会同个案管理员根据当天诊疗项目完成情况及病情的变化，对当日的变异情况进行分析、处理，并做好记录；

（五）医师版临床路径表中的诊疗项目完成后，执行（负责）人应当在相应的签名栏签名。

第十五条　进入临床路径的患者应当满足以下条件：诊断明确，没有严重的合并症，能够按临床路径设计流程和预计时间完成诊疗项目。

第十六条　进入临床路径的患者出现以下情况之一时，应当退出临床路径：

（一）在实施临床路径的过程中，患者出现了严重的并发症，需要改变原治疗方案的；

（二）在实施临床路径的过程中，患者要求出院、转院或改变治疗方式而需退出临床路径的；

（三）发现患者因诊断有误而进入临床路径的；

（四）其他严重影响临床路径实施的情况。

第十七条　医疗机构应当设立紧急情况警告值管理制度。警告值是指患者在临床路径实施过程中出现严重异常情况，处于危险边缘的情况，应当迅速给予患者有效的干预措施和治疗。

第十八条　临床路径的变异是指患者在接受诊疗服务的过程中，出现偏离临床路径程序或在根据临床路径接受诊疗过程中出现偏差的现象。变异的处理应当遵循以下步骤：

（一）记录。

医务人员应当及时将变异情况记录在医师版临床路径表中，记录应当真实、准确、简明。

（二）分析。

经治医师应当与个案管理员交换意见，共同分析变异原因并制订处理措施。

（三）报告。

经治医师应当及时向实施小组报告变异原因和处理措施，并与科室相关人员交换意见，并提出解决或修正变异的方法。

（四）讨论。

对于较普通的变异，可以组织科内讨论，找出变异的原因，提出处理意见；也可以通过讨论、查阅相关文献资料探索解决或修正变异的方法。对于临床路径中出现的复杂而特殊的变异，应当组织相关的专家进行重点讨论。

第五章　临床路径评价与改进

第十九条　实施小组每月常规统计病种评价相关指标的数据，并上报指导评价小组。指导评价小组每季度对临床路径实施的过程和效果进行评价、分析并提出质量改进建议。临床路径实施小组根据质量改进建议制订质量改进方案，并及时上报指导评价小组。

第二十条　医疗机构应当开展临床路径实施的过程和效果评价。

第二十一条　临床路径实施的过程评价内容包括：相关制度的制订、临床路径文本的制订、临床路径实施的记录、临床路径表的填写、患者退出临床路径的记录等。

第二十二条　手术患者的临床路径实施效果评价应当包括以下内容：预防性抗菌药物应用的类型、预防性抗菌药物应用的天数、非计划重返手术室次数、手术后并发症、住院天数、手术前住院天数、住院费用、药品费用、医疗耗材费用、患者转归情况、健康教育知晓情况、患者满意度等。

第二十三条　非手术患者的临床路径实施效果评价应当包括以下内容：病情严重程度、主要药物选择、并发症发生情况、住院天数、住院费用、药品费用、医疗耗材费用、患者转归情况、健康教育知晓情况、患者满意度等。

第二十四条　医疗机构应当加强临床路径管理与医疗机构信息系统的衔接。

第六章　附　　则

第二十五条　各省级卫生行政部门可根据本指导原则，结合当地实际情况制订实施细则。

第二十六条　本指导原则由卫生部负责解释。

第二十七条　本指导原则自发布之日起施行。

卫生部办公厅关于印发双相情感障碍等 5 个重性精神病病种临床路径的通知

卫办医政发〔2012〕106 号

各省、自治区、直辖市卫生厅局，新疆生产建设兵团卫生局：

2010 年至 2012 年，温家宝总理连续 3 年在《政府工作报告》中提出，开展提高农村居民重大疾病医疗保障水平工作，将儿童白血病、先天性心脏病、重性精神病、艾滋病机会感染、尿毒症等 20 种重大疾病纳入保障和救助试点范围。

按照深化医药卫生体制改革有关工作安排，为保障提高农村居民重大疾病医疗保障水平工作顺利推进，我部组织有关专家，在总结临床路径管理试点工作经验的基础上，结合我国医疗实际，研究制定了双相情感障碍、精神分裂症、持久的妄想性障碍、分裂情感性障碍、抑郁症等 5 个重性精神病病种的临床路径。现印发给你们，请从卫生部网站（医政管理栏目）下载 5 个重性精神病病种的临床路径。

请各省级卫生行政部门结合当地医疗实际，在我部制定的临床路径原则内，指导辖区内有关医院细化各相关病种的临床路径，并在开展重大疾病医疗保障和救助试点工作中实施。请及时总结重性精神病等重大疾病医疗救治工作经验，将有关情况反馈我部医政司。

联系人：卫生部医政司医疗处　连鑫、胡瑞荣、焦雅辉

电　话：010-68792413、68792840

邮　　箱：mohyzsylc@163.com

卫生部办公厅

2012 年 8 月 14 日

双相情感障碍临床路径（2012 年版）

一、双相情感障碍临床路径标准住院流程

（一）适用对象

第一诊断为双相情感障碍（ICD-10：F31）。

（二）诊断依据

根据《国际精神与行为障碍分类》（第 10 版）（人民卫生出版社）。

1. 反复（至少两次）出现心境和活动水平明显紊乱的发作。心境和活动水平紊乱有时表现为心境高涨、精力和活动增加（躁狂或轻躁狂），有时表现为心境低落、精力降低和活动减少（抑郁）。

2. 发作间期通常以完全缓解为特征。

3. 躁狂发作通常起病突然，持续时间 2 周至 4、5 个月不等（中数约 4 个月）；抑郁持续时间较长（中数约 6 个月）；除在老年期外，均很少超过 1 年。

4. 无器质性疾病的证据。

（三）治疗方案的选择

根据《临床诊疗指南-精神病学分册》（中华医学会编著，人民卫生出版社）、《双相障碍诊疗指南》（中华医学会编著）。

1. 进行系统的病史、治疗史采集及精神检查，制订治疗方案。

2. 药物治疗：一般遵循联合用药的原则，以心境稳定剂作为基础性治疗，再根据不同的临床相可分别联合使用抗精神病药物、抗抑郁药物或苯二氮䓬类药物治疗。

3. 必要时联合使用心理治疗和康复治疗。

（四）标准住院日为≤56 天

（五）进入路径标准

1. 第一诊断必须符合 ICD-10：F31 双相情感障碍疾病编码。

2. 当患者合并其他疾病，但住院期间不需要特殊处理也不影响第一诊断的临床路径流程实施时，可以进入路径。

（六）住院后的检查项目

1. 必需的检查项目

（1）血常规、尿常规、大便常规；

（2）肝肾功能、电解质、血糖、感染性疾病筛查（乙肝、丙肝、梅毒、艾滋

病等）;

（3）胸片、心电图、脑电图;

（4）心理测查：杨氏躁狂评定量表（YMRS）、汉密尔顿抑郁量表（HAMD-17）、攻击风险因素评估量表、自杀风险因素评估量表、治疗中需处理的不良反应量表（TESS）、护士用住院病人观察量表（NOSIE）、日常生活能力量表（ADL）。

2. 根据患者情况可选择的检查项目：血脂、心肌酶、超声心动图、腹部 B 超、头颅 CT、内分泌检查、凝血功能、抗 "O"、抗核抗体等。

（七）选择用药

1. 选择原则

（1）根据双相情感障碍患者的起病形式、临床症状的特征、既往用药史（品种、疗效、不良反应等）以及患者的经济承受能力，结合心境稳定剂、抗精神病药物和抗抑郁药物的受体药理学、药代动力学和药效学特征，遵循个体化原则，选择最适合患者的药物。

（2）联合使用抗抑郁药物以及苯二氮䓬类药物时，在患者病情稳定后（即抑郁症状、兴奋症状被控制后），应缓慢减药直至停药，继续以心境稳定剂或联合第二代抗精神病药巩固和维持治疗，以免诱发临床转相、快速循环或混合发作等不良后果。

（3）对于既往所用药物的疗效好，因中断用药或减药过快所致病情恶化的再住院患者，原则上仍使用原药、恢复原有效剂量继续治疗。

2. 药物种类

包括心境稳定剂、第二代抗精神病药、抗抑郁药物和苯二氮䓬类药物。

（1）心境稳定剂包括：锂盐、丙戊酸盐、卡马西平、拉莫三嗪等。

（2）第二代抗精神病药：作为治疗双相情感障碍的联合用药。为避免药源性转郁发生，原则上不选用第一代抗精神病药，首选药源性转郁几率较低的第二代抗精神病药。

（3）抗抑郁药物：首选药源性转躁几率较低的抗抑郁剂，如选择性五羟色胺再摄取阻滞剂（SSRIs）类药物，尽量避免使用三环类抗抑郁药（TCAs）等类药物。

（4）苯二氮䓬类药物：主要用于急性躁狂发作，以及伴有焦虑和严重睡眠障碍的重度抑郁患者，通过药物的镇静催眠作用控制患者的兴奋状态，改善睡眠和焦虑抑郁症状。常可选用氯硝西泮、劳拉西泮、地西泮等。

3. 药物剂量调节

（1）遵循个体化原则。原则上在治疗开始后的一周内将所选用的药物剂量快速增至推荐的有效治疗剂量。症状控制后的巩固治疗期，原则上应继续维持急性期的有效治疗剂量，巩固疗效，避免症状复发或病情反复。对于使用剂量较大的患者，在完成快速综合治疗方案，病情稳定后，确定最佳有效剂量。

（2）碳酸锂的常规剂量一般在 500～1500mg/日以内，应以锂盐治疗过程中的不良反应和血锂浓度（0.4～1.2mmol/L）作为调整剂量和判断锂中毒的依据。

（3）双相抑郁发作病情稳定后，应适时停用抗抑郁药物，以免引发药源性转相或循环加速。

（4）凡采用药物联合治疗已取得预期疗效、需要减药或停药时，应首先缓慢减低或渐停非心境稳定剂，继续以心境稳定剂进行维持治疗，以巩固疗效，防止复发。

（八）出院标准

1. 双相躁狂发作杨氏躁狂评定量表（YMRS）评分与基线相比，减分率≥50%。

2. 双相抑郁发作汉密尔顿抑郁量表（HAMD-17）评分与基线相比，减分率≥50%。

3. 双相混合发作与双相快速循环发作同时使用 YMRS 和 HAMD-17 量表评分，总减分率与基线相比应≥50%。

4. 自知力开始恢复。

5. 配合医疗护理，生活能自理（病前生活不能自理者除外）。

6. 能主动或被动依从服药，患者家属能积极配合实施继续治疗方案。

（九）变异及原因分析

1. 辅助检查异常，需要复查和明确异常原因，导致住院治疗时间延长和住院费用增加。

2. 住院期间病情加重，或出现并发症，需要进一步诊治，导致住院治疗时间延长和住院费用增加。

3. 既往合并有其他精神或躯体疾病，双相情感障碍等精神病性障碍可能导致合并疾病加重而需要治疗，从而延长治疗时间和增加住院费用。

（十）参考费用标准

约 10 000～22 000 元。

双相情感障碍临床路径表单

适用对象：第一诊断为双相情感障碍（ICD-10：F31）

患者姓名： 性别： 年龄： 门诊号： 住院号：

住院日期： 年 月 日 出院日期： 年 月 日 标准住院日：≤56 天

时间	住院第 1 天	住院第 2 天	住院第 3 天
主要诊疗工作	□ 病史采集，体格检查，精神检查 □ 开立医嘱 □ 化验检查、物理检查 □ 临床评估、风险评估 □ 生活功能评估 □ 初步诊断和治疗方案 □ 向患者及家属交待病情 □ 完成入院病历	□ 上级医师查房 □ 明确诊断 □ 确定治疗方案 □ 药物副作用评估 □ 风险评估 □ 完成病程记录	□ 上级医师查房 □ 确定诊断 □ 确定治疗方案 □ 风险评估 □ 完成病程记录
重点医嘱	**长期医嘱：** □ 护理常规 □ 饮食 □ 药物治疗 □ 心理、康复治疗 **临时医嘱：** □ 血常规、尿常规、大便常规 □ 肝肾功能、电解质、血糖、感染性疾病筛查 □ 胸片、心电图、脑电图 □ YMRS 量表、HAMD-17 量表、护士观察量表（NOSIE） □ 自杀风险因素评估量表、攻击风险因素评估量表、日常生活能力量表	**长期医嘱：** □ 护理 □ 饮食 □ 药物治疗 □ 心理、康复治疗 **临时医嘱：** □ 复查异常化验 □ 对症处理药物副作用 □ 自杀风险因素评估量表、攻击风险因素评估表	**长期医嘱：** □ 护理 □ 饮食 □ 药物治疗 □ 心理、康复治疗 □ 处理药物副作用 **临时医嘱：** □ 复查异常化验 □ 自杀风险因素评估量表、攻击风险因素评估表 □ 依据病情需要下达
主要护理工作	□ 采集护理病史 □ 护理计划制订 □ 入院宣传教育 □ 护理量表 □ 评估病情变化 □ 观察睡眠和进食情况 □ 观察患者安全和治疗情况 □ 观察治疗效果和药物不良反应 □ 修改护理计划 □ 特级护理 □ 室内监护、安全检查 □ 床边查房、床旁交接班	□ 护理量表 □ 评估病情变化 □ 观察睡眠和进食情况 □ 观察患者安全和治疗情况 □ 观察治疗效果和药物不良反应 □ 修改护理计划 □ 特级护理 □ 室内监护 □ 安全检查 □ 床边查房 □ 床旁交接班	□ 护理量表 □ 评估病情变化 □ 观察睡眠和进食情况 □ 观察患者安全和治疗情况 □ 观察治疗效果和药物不良反应 □ 修改护理计划 □ 特级护理 □ 室内监护 □ 安全检查 □ 床边查房 □ 床旁交接班

续表

时间	住院第 1 天	住院第 2 天	住院第 3 天
主要 护理 工作	□ 执行治疗方案 □ 保证入量 □ 清洁卫生 □ 睡眠护理 □ 心理护理	□ 执行治疗方案 □ 保证入量 □ 清洁卫生 □ 睡眠护理 □ 心理护理	□ 执行治疗方案 □ 保证入量 □ 清洁卫生 □ 睡眠护理 □ 心理护理
心理 治疗	□ 初始访谈 □ 收集患者资料	□ 参加医师查房 □ 心理治疗	□ 参加三级医师查房 □ 诊断评估 □ 心理治疗
康复 治疗		□ 药物知识 □ 睡眠知识	□ 适宜的康复治疗
病情 变异 记录	□ 无　□ 有，原因： 1. 2.	□ 无　□ 有，原因： 1. 2.	□ 无　□ 有，原因： 1. 2.
护士 签名			
医师 签名			

时间	住院第 1 周	住院第 2 周	住院第 3 周
主要 诊疗 工作	□ 临床评估 □ 药物副作用评估 □ 风险评估 □ 确认检查结果完整并记录 □ 完成病程记录	□ 临床评估 □ 药物副作用评估 □ 风险评估 □ 完成病程记录	□ 临床评估 □ 药物副作用评估 □ 风险评估 □ 完成病程记录
重点 医嘱	长期医嘱： □ 护理常规 □ 饮食 □ 药物治疗 □ 心理、康复治疗 □ 处理药物副作用 临时医嘱： □ YMRS 量表、HAMD-17 量表 □ 护士观察量表（NOSIE） □ TESS 量表 □ 自杀风险因素评估量表、攻击 风险因素评估表 □ 依据病情需要下达	长期医嘱： □ 护理 □ 饮食 □ 药物治疗 □ 心理、康复治疗 □ 处理药物副作用 临时医嘱： □ YMRS 量表、HAMD-17 量表 □ 护士观察量表（NOSIE） □ TESS 量表 □ 自杀风险因素评估量表、攻 击风险因素评估表 □ 依据病情需要下达	长期医嘱： □ 护理 □ 饮食 □ 药物治疗 □ 心理、康复治疗 □ 处理药物副作用 临时医嘱： □ YMRS 量表、HAMD-17 量 表 □ 护士观察量表（NOSIE） □ TESS 量表 □ 自杀风险因素评估量表、 攻击风险因素评估表 □ 依据病情需要下达
主要 护理 工作	□ 护理量表 □ 评估病情变化 □ 观察睡眠和进食情况	□ 护理量表 □ 评估病情变化 □ 观察睡眠和进食情况	□ 护理量表 □ 评估病情变化 □ 观察睡眠和进食情况

续表

时间	住院第 1 周	住院第 2 周	住院第 3 周
主要护理工作	□ 观察患者安全和治疗情况 □ 观察治疗效果和药物不良反应 □ 修改护理计划 □ 一级护理 □ 安全检查 □ 床旁交接班 □ 执行治疗方案 □ 工娱治疗 □ 行为矫正 □ 睡眠护理 □ 心理护理 □ 健康教育	□ 观察患者安全和治疗情况 □ 观察治疗效果和药物不良反应 □ 修改护理计划 □ 一级护理 □ 安全检查 □ 床旁交接班 □ 执行治疗方案 □ 工娱治疗 □ 行为矫正 □ 睡眠护理 □ 心理护理 □ 健康教育	□ 观察患者安全和治疗情况 □ 观察治疗效果和药物不良反应 □ 修改护理计划 □ 一级护理 □ 安全检查 □ 床旁交接班 □ 执行治疗方案 □ 工娱治疗 □ 行为矫正 □ 睡眠护理 □ 心理护理 □ 健康教育
心理治疗	□ 阶段性评估 □ 各种心理治疗	□ 阶段性评估 □ 各种心理治疗	□ 阶段性评估 □ 各种心理治疗
康复治疗	□ 情绪管理 □ 技能训练 □ 其他适当的康复治疗	□ 行为适应 □ 技能训练 □ 其他适当的康复治疗	□ 技能评估 □ 技能训练 □ 其他适当的康复治疗
病情变异记录	□ 无　□ 有，原因： 1. 2.	□ 无　□ 有，原因： 1. 2.	□ 无　□ 有，原因： 1. 2.
护士签名			
医师签名			

时间	住院第 4 周	住院第 6 周	住院第 7 周
主要诊疗工作	□ 临床评估 □ 化验检查 □ 心电检查 □ 药物副作用评估 □ 风险评估 □ 完成病程记录	□ 临床评估 □ 药物副作用评估 □ 风险评估 □ 完成病程记录	□ 临床评估 □ 药物副作用评估 □ 风险评估 □ 完成病程记录
重点医嘱	**长期医嘱：** □ 护理常规 □ 饮食 □ 药物治疗 □ 心理、康复治疗 □ 处理药物副作用	**长期医嘱：** □ 护理 □ 饮食 □ 药物治疗 □ 处理药物副作用 □ 心理、康复治疗	**长期医嘱：** □ 护理 □ 饮食 □ 药物治疗 □ 心理、康复治疗 □ 处理药物副作用

续表

时间	住院第 4 周	住院第 6 周	住院第 7 周
重点医嘱	临时医嘱： □ YMRS 量表、HAMD-17 量表 □ 护士观察量表（NOSIE） □ TESS 量表 □ 自杀风险因素评估量表、攻击风险评估表 □ 血常规、肝肾功能、电解质、血糖、心电图 □ 依据病情需要下达	临时医嘱： □ YMRS 量表、HAMD-17 量表 □ 护士观察量表（NOSIE） □ TESS 量表 □ 自杀风险因素评估量表、攻击风险评估表 □ 依据病情需要下达	临时医嘱： □ YMRS 量表、HAMD-17 量表 □ 护士观察量表（NOSIE） □ TESS 量表 □ 自杀风险因素评估量表、攻击风险评估表 □ 依据病情需要下达
主要护理工作	□ 护理量表 □ 评估病情变化 □ 观察睡眠和进食情况 □ 观察患者安全和治疗情况 □ 观察治疗效果和药物不良反应 □ 修改护理计划 □ 一级护理 □ 安全检查 □ 床旁交接班 □ 执行治疗方案 □ 工娱治疗 □ 行为矫正 □ 睡眠护理 □ 心理护理 □ 健康教育	□ 护理量表 □ 评估病情变化 □ 观察睡眠和进食情况 □ 观察患者安全和治疗情况 □ 观察治疗效果和药物不良反应 □ 修改护理计划 □ 二级护理 □ 安全检查 □ 床旁交接班 □ 执行治疗方案 □ 工娱治疗 □ 行为矫正 □ 睡眠护理 □ 心理护理 □ 健康教育	□ 护理量表 □ 评估病情变化 □ 观察睡眠和进食情况 □ 观察患者安全和治疗情况 □ 观察治疗效果和药物不良反应 □ 修改护理计划 □ 二级护理 □ 安全检查 □ 床旁交接班 □ 执行治疗方案 □ 工娱治疗 □ 行为矫正 □ 睡眠护理 □ 心理护理 □ 健康教育 □ 指导患者认识疾病、药物作用和不良反应 □ 自我处置技能训练
心理治疗	□ 阶段性评估 □ 集体心理治疗 □ 各种适合的心理治疗	□ 阶段性评估 □ 集体心理治疗 □ 各种适合的心理治疗	□ 阶段性评估 □ 集体心理治疗 □ 各种适合的心理治疗
康复治疗	□ 技能评估 □ 技能训练	□ 技能评估 □ 技能训练 □ 家庭社会评估	□ 技能评估 □ 技能训练 □ 家庭社会评估
病情变异记录	□ 无　□ 有，原因： 1. 2.	□ 无　□ 有，原因： 1. 2.	□ 无　□ 有，原因： 1. 2.
护士签名			
医师签名			

续表

时间	住院第 8 周	出院日（末次评估）
主要诊疗工作	□ 完善化验检查 □ 心电检查 □ 临床评估 □ 药物副作用评估 □ 完成病程记录	□ 出院风险评估、生活功能评估 □ 药物治疗方案 □ 向患者及家属介绍出院后注意事项
重点医嘱	长期医嘱： □ 护理常规 □ 饮食 □ 药物治疗 □ 处理药物副作用 临时医嘱： □ 血常规、肝肾功能、电解质 □ YMRS 量表、HAMD-17 量表 □ 护士观察量表（NOSIE） □ TESS 量表	临时医嘱： □ 日常生活能力量表（ADL） □ 自杀风险因素评估量表、攻击风险评估表 □ 出院
主要护理工作	□ 护理量表 □ 评估病情变化 □ 观察睡眠和进食情况 □ 观察患者安全和治疗情况 □ 观察治疗效果和药物不良反应 □ 修改护理计划 □ 二级护理 □ 安全检查 □ 床旁交接班 □ 执行治疗方案 □ 工娱治疗 □ 行为矫正 □ 睡眠护理 □ 心理护理 □ 健康教育 □ 指导患者认识疾病、药物作用和不良反应 □ 自我处置技能训练	□ 病人满意度 □ 出院护理指导
心理治疗	□ 出院总评估 □ 集体心理治疗	
康复治疗	□ 技能评估	□ 对疾病知晓 □ 家庭适应改善 □ 工作或学习适应改善
病情变异记录	□ 无　□ 有，原因： 1. 2.	□ 无　□ 有，原因： 1. 2.
护士签名		
医师签名		

附录2 精神疾病临床路径监护、评估表单

一、精神科监护记录单

病房：　　　床号：　　　姓名：　　　性别：　　　年龄：　　　诊断：　　　　　　住院号：

日期时间	意识状态	接触情况	自伤自杀	伤人毁物	外走	木僵状态	饮食情况	自理程度	言语行为紊乱	治疗依从性	护理措施及效果	护士签名

填表内容要求：1. 日期时间：需要具体到分钟；2. 意识状态：清晰、嗜睡、意识混浊、意识错乱、浅昏迷、深昏迷、朦胧状态、谵妄状态；3. 接触情况：主动、被动、违拗、无法接触；4. 自伤自杀、伤人毁物及外走：行为、倾向、暂未发现；5. 木僵状态、言语行为紊乱：重度、中度、轻度、暂未发现；6. 饮食情况：正常、暴食、少食、拒食、喂食、吞咽困难；7. 自理程度：自理、督促、协助、照料；8. 治疗依从性：合作、吐药、藏药、拒药。

二、抗精神病药物治疗监测记录单

患者姓名：　　　　住院号：　　　　记录人：

日期														
住院天数														
症状	有	无	有	无	有	无	有	无	有	无	有	无	有	无
注意力不集中														
疲倦困乏														
四肢无力														
紧张烦躁														
易怒														
记忆差														
视物模糊不清														
排尿困难														
排便困难														
多尿/多饮														
肌张力障碍														
运动功能减退														
运动功能亢进														
癫痫性发作														
感觉异常														
皮疹														
瘙痒														
月经过多														
闭经														
泌乳														
男性乳房发育														
性欲增强														
性欲减退														
其他形式（请描述）														

备注：若有上述药物不良反应及处理意见需在病程中体现。

三、自杀风险因素评估量表

项目 \ 时间				评定日期（　　　年）						
	抑郁症状									
一类危险因素	自杀观念	无								
		有	频度							
			程度							
			时程							
	自杀企图	无								
		有	频度							
			计划性							
			坚定性							
	自杀方式	无								
		有	无具体方法							
			方法容易达到和实施							
			救治性	隐秘难以救治						
				易发现可救治						
	自我评价									
	无望									
	无助									
	物质滥用									
二类危险因素	年龄									
	性别									
	婚姻状况									
	职业情况									
	健康状况									
三类危险因素	人际关系不良									
	性格特征									
	家庭支持									
	事业成就									

续表

项目＼时间		评定日期（　　　年）							
三类危险因素	人际交往								
	应激事件								
	自知力								
总分									
评定者									

使用说明

一类危险因素（总分 27 分）

1. 抑郁症状：轻度（1 分）；中度（2 分）；重度（3 分）；

2. 自杀观念：无：（0 分）；

　　　　　　有：①频度：偶尔（1 分）；经常（2 分）；

　　　　　　　　②程度：轻度（1 分）；强烈（2 分）；

　　　　　　　　③时程：短暂（1 分）；持续（2 分）；

3. 自杀企图：无：（0 分）；

　　　　　　有：①频度：偶尔（1 分）；多次（2 分）；

　　　　　　　　②计划性：盲目（1 分）；有计划（2 分）；

　　　　　　　　③坚定性：犹豫（1 分）；下决心（2 分）；

4. 自杀方式：无：（0 分）；

　　　　　　有：①方法：无具体的方法（1 分）；方法易达到和实施（2 分）；

　　　　　　　　②救治性：易发现可救治（1 分）；隐秘难以救治（2 分）；

5. 自我评价：符合实际（0 分）；自责，自我评价低（1 分）；自罪（2 分）；

6. 无望：无（0 分）；有（2 分）；

7. 无助：无（0 分）；有（2 分）；

8. 药物滥用：无（0 分）；有（2 分）。

二类危险因素（总分 8 分）

1. 年龄：小于 45 岁（0 分）；大于等于 45 岁（1 分）；

2. 性别：女（1 分）；男（2 分）；

3. 婚姻状况：已婚（0 分）；未婚（1 分）；离异或丧偶（2 分）；

4. 职业情况：在职、在校（0 分）；失业、无业（1 分）；

5. 健康状况：身体健康（0 分）；患病多年未影响功能（1 分）；患病多年影响功能（2 分）。

三类危险因素（总分 7 分）

1. 人际关系不良：无（0 分）；有（1 分）；

2. 性格特征：积极乐观（0 分）；内向、自卑、冲动（1 分）；

3. 家庭支持：良好（0 分）；差（1 分）；

4. 事业成就：事业有成（0 分）；一事无成（1 分）；

5. 人际交往：交友多（0 分）；交友少（1 分）；

6. 应激事件：无（0 分）；有（1 分）；

7. 自知力：良好（0 分）；自知力差（1 分）。

注：总体评价：

Ⅰ级：≤10 分以下：比较安全。

Ⅱ级：11-20 分：有自杀风险。

Ⅲ级：21-30 分：高度自杀危险。

Ⅳ级：32-43 分：极度自杀危险。

四、攻击风险因素评估量表

时间	等级	病情变化	评定者

注：攻击风险等级分为：Ⅰ、Ⅱ、Ⅲ、Ⅳ四级。

病情变化：指与上一次评估相比情况：a加重；b未变化；c减轻；d未评。

使用说明

Ⅰ级：女性患者具有下列一项；男性患者具有下列两项：

（1）男性；

（2）精神分裂症，伴有幻听或被害妄想；

（3）躁狂；

（4）物质依赖的脱瘾期；

（5）意识障碍伴行为紊乱；

（6）痴呆伴行为紊乱；

（7）既往人格不良者（有冲动、边缘型人格障碍）。

处理：防冲动，密切观察。

Ⅱ级：（1）被动的言语攻击行为，表现为激惹性增高，如无对象的抱怨、发牢骚、说怪话；

（2）交谈时态度不好、抵触、有敌意或不信任；

（3）精神分裂症有命令性幻听者。

处理：防冲动、重点观察；使用抗精神病性药物降低激惹性。

Ⅲ级：（1）主动的言语攻击行为，如有对象的辱骂；

（2）被动的躯体攻击行为如毁物；

（3）在交往时出现社交粗暴（交谈时突然离去、躲避、推挡他人善意的躯体接触）；

（4）既往曾有过主动的躯体攻击行为。

处理：防冲动，重点观察；实施保护性约束，使用抗精神病性药物降低激惹性；必要时转封闭病房。

Ⅳ级：（1）有主动的躯体攻击行为，如踢、打、咬或使用物品打击他人；

（2）攻击行为造成了他人肉体上的伤害。

处理：转封闭病房。

附录 3 精神疾病临床路径变异记录表

姓名: _____   性别: _____   年龄: _____   住院号: _____

路径名称 _____

变异	变异时间	增加住院费用			延长或缩短住院天数
		检查项目	检查费用	治疗费用	
变异继续					
A. 患者/家属因素					
□ 住院期间发现其他疾病，但不影响其临床路径的继续					
□ 脑梗死					
□ 冠心病					
□ 高血压					
□ 糖尿病					
□ 高脂血症					
□ 感染					
□ 药物不良反应					
□ 其他_____					
□ 拒绝路径中治疗、会诊、检查					
□ 要求推迟出院					
□ 病情变化					
□ 敏感体质加药缓慢					
□ 敏感体质换药					
□ 疗效差换药					
□ 其他_____					
□ 异常检查结果复查					
B. 医务人员因素					
□ 治疗延迟（药物、特殊治疗）					
□ 执行医嘱延迟					
□ 会诊延迟					
□ 其他_____					
C. 系统因素					
□ 检查（验）延迟					
□ 检查（验）报告延迟					

变异	变异时间	增加住院费用			延长或缩短住院天数
		检查项目	检查费用	治疗费用	
□ 周末及节假日不能检查					
□ 周末及节假日特殊治疗					
□ 设备故障					
□ 其他_____					
变异出径					
□ 患者出现了严重的并发症，需要改变原治疗方案					
□ 患者要求出院、转院或改变治疗方式					
□ 患者症状或病情发生变化需要更改诊断					
□ 因诊断有误而需要更改诊断					
□ 患者住院日延长超过 7 天					
□ 其他因素					
合计					
结束路径情况	□ 完成		□ 退出		